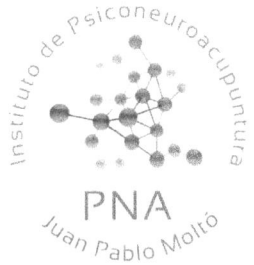

CÓMO INTERPRETAR LOS SUEÑOS

A TRAVÉS DE LA

PSICONEUROACUPUNTURA

Prof. Juan Pablo Moltó Ripoll

*El hombre necesita ver para creer,
la mente necesita crear para ver.*

A mis sueños más emocionales: Yas.

Instituto de PNA®

Edita: Asociación Española de Psiconeuroacupuntura® & J.P. Moltó.

Avenida de Alicante, 30 entlo.

036090, San Vicente del Raspeig
(Alicante)

info@psiconeuroacupuntura.com

Libro acreditado por la Asociación Española de Psiconeuroacupuntura

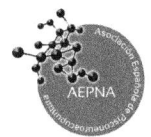

¿Cómo obtener su certificado?

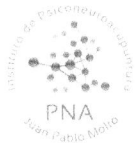

Hemos creado un entorno de evaluación sobre el contenido de este libro, para así poder comprobar el nivel de comprensión del mismo.

Para obtener su certificado, debe inscribirse en el curso que podrá encontrar en:

wwww.psiconeuroacupuntura.com

1.- Inscríbase en el curso.

2.- Visualice los vídeos.

3.- Realice los tests.

4.- Recibirá el certificado del Instituto de Psiconeuroacupuntura acreditando sus conocimientos en la materia.

Más información: info@psiconeuroacupuntura.com

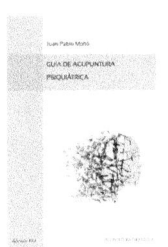

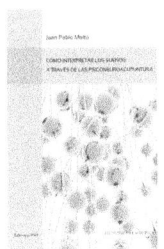

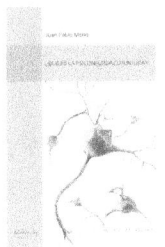

Libro acreditado por la Asociación Española de Psiconeuroacupuntura

ÍNDICE

PRÓLOGO

El Gato, cuando vio a Alicia, se limitó a sonreír. Parecía tener buen carácter, pero también tenía unas uñas muy largas y muchísimos dientes, de modo que sería mejor tratarlo con respeto.

—Minino de Cheshire —empezó Alicia tímidamente, pues no estaba del todo segura de si le gustaría este tratamiento: pero el Gato no hizo más que ensanchar su sonrisa, por lo que Alicia decidió que sí le gustaba—. Minino de Cheshire, ¿podrías decirme, por favor, qué camino debo seguir para salir de aquí?

—Esto depende en gran parte del sitio al que quieras llegar —dijo el Gato.

—No me importa mucho el sitio… —dijo Alicia.

Lewis Carroll

La palabra *sueño* resulta a mi mente occidental sinónimo de meta hacia la cual intento dirigir mis esfuerzos, que anhelo con frecuencia y a la que no puedo acceder fácilmente. El sueño en sí es la gran motivación que nos lleva a levantarnos cada día. ¿Por qué si no vamos a trabajar doce horas, pagar hipotecas durante treinta años o matarnos a sudar en un gimnasio cinco horas a la semana? Pero soñar es también el gran momento que espera nuestra mente cada día para volverse a despertar limpia y fresca por mañana tras «resetearse» durante esas horas de desconexión necesaria.

Corríjanme si me equivoco, pero considero uno de los mayores placeres de la vida ir a dormir cuando mis ojos me lo piden, en un lugar acogedor y mullido, y diluirme en un sueño placentero, reparador, despertándome con la sensación de haber desconectado mi mente durante días y abrir los ojos recordando que puedo volar, o el rostro de mi madre sonriendo…

Porque todos estamos locos cuando soñamos, es el momento en el que nuestra mente se encuentra literalmente libre de la atadura del raciocinio y construye una realidad única y personal mediante imágenes aleatorias que acaban constituyendo una historia creíble, aunque sin pies ni cabeza cuando conseguimos recordarla. Pero en ese momento la creemos, porque, según explica bien el autor, morimos todas las noches y sobre todo, y esta es su genialidad, sentimos emociones muy concretas durante esta obra teatral creada por nuestra mente. Esta sencilla apreciación es la base de toda una teoría que bien puede considerarse universal a la hora de interpretar el contenido onírico, dado que independientemente de la lengua, cultura o ideología de la persona, el lenguaje único e inequívoco de las emociones se constituye como la clave para interpretar los sueños según la Psiconeuroacupuntura. Bastará con identificar la emoción bloqueada y expresada en el sueño para conocer las claves a aplicar en la regulación del *Shen* (mente) del que consulta a través de sencillas técnicas.

En este tratado, Juan Pablo Moltó organiza, explica y desarrolla la necesidad de soñar, su utilidad última para la psique, y llega a una conclusión realmente práctica para la mejora de la calidad de vida del sujeto. Se valdrá para ello de las neurociencias y las teorías de la Medicina China, haciéndolas converger con la intención de que este trabajo resulte no solo un manual diagnóstico sino también terapéutico.

24 de enero de 2015 en Santiago de Chile

Yasmina C. Crespo

INTRODUCCIÓN

En este ensayo voy a intentar explicar el fenómeno de los sueños desde una perspectiva diferente a la convencional. Es posible que este sea un tratado que cree polémica, pues se expondrán hipótesis que van en contra de algunas corrientes de pensamiento antiguo y moderno con respecto al contenido onírico. Pero aun así, creo que es interesante esta mirada diferente y sugerente. Espero pues sea estimulante para el lector, y no por el contario soporífera.

El presente trabajo está basado en una visión ecléctica sobre los fenómenos que va a tratar. Estudiaremos varios enfoques que intentan explicar el contenido onírico; para ello nos basaremos en las últimas investigaciones en el campo de la neurofisiología del sueño y en los puntos de vista pasados y presentes sobre la interpretación del mismo. Lo más innovador de este estudio es que, si bien toda esta información nos es útil, el pilar fundamental de este trabajo está basado en la medicina tradicional china (MC) y en especial en los últimos trabajos en el campo de la Psiconeuroacupuntura. Es por ello que en este libro voy a dedicar un primer Apéndice a describir qué es la Psiconeuroacupuntura (PNA).

El primer problema con el que me encuentro al realizar este trabajo es saber a quién dirijo el mismo: ¿A especialistas en medicina tradicional china? ¿A especialistas en el campo de lo mental, como pueden ser los psicólogos o psiquiatras? Estas preguntas las intento responder haciendo una descripción de mis pensamientos, entendiendo que el lector puede carecer de conocimientos de MC o de neurociencias, cosa que sucede muy habitualmente en los especialistas de la medicina china. Aunque, todo hay que decirlo, esto está cambiando para bien durante los últimos tiempos gracias a los nuevos planes de estudio.

Desde la lejana antigüedad hasta el pensamiento griego y pasando por el psicoanálisis hasta la actualidad, los sueños han sido interpretados desde diferentes enfoques teóricos a través de una disciplina llamada *oniromancia*. Esta disciplina se originó por la antigua creencia según la cual el contenido onírico es un aviso de posibles acontecimientos futuros. No obstante, el gran problema que nos encontramos cuando queremos hacer un estudio serio sobre el significado del sueño es justo este conocimiento del mismo, pues dependiendo de cada enfoque epistemológico se entienden los sueños de una manera u otra. Esto le hace un flaco favor al objetivo de entender el contenido onírico, pues ¿son los psicoanalistas los que están en lo cierto? ¿Los de la escuela o tendencia de Freud, o por el contrario los de la escuela de Carl Jung? ¿O es el médico Khi Pa en los comentarios al Emperador Amarillo[i] el que está en lo cierto? ¿Son las interpretaciones de las teorías modernas de neurofisiología las que desvelan la realidad del sueño en sí? Como diría W.Reich, todos están en lo cierto en cierta manera, solo hay que descubrir de qué manera. Y, por supuesto, en este trabajo omito las ramas más metafísicas, tal y como siguen interpretándose en algunas tribus y como se interpretaron en las antiguas culturas, en las que los sueños se entendían como mensajes enviados por los dioses para iluminarnos, para prevenir, etc.

Un ejemplo de esto lo podemos ver en *El gran diccionario de los 1000 sueños*[ii], donde podemos leer:

«Soñar con hogueras: es un sueño de mal agüero porque pronostica malas relaciones con las personas que nos rodean y nos sentimos víctimas de las injusticias. Si nos quemamos indica que nuestros enemigos van a triunfar sobre nosotros».

Como podemos ver, este tipo de afirmaciones le dan al sueño un poder premonitorio y sobrenatural. Si nos quemamos en el sueño, podemos saber de antemano que nuestros «enemigos» triunfarán sobre nosotros —el sueño da por hecho que tenemos enemigos—. Si ocurre que ese día usted se ha quemado haciendo una barbacoa y por la noche sueña con el suceso, según estos tratados metafísicos, el sueño le estará advirtiendo tal y como describe este diccionario, omitiendo cualquier otra causa del mismo y omitiendo toda la teoría de circuitos neuronales más activados durante ese día, y que consecuentemente son más fácilmente activados en el sueño. De todos modos, de esto ya hablaremos más adelante.

Hoy en día, las creencias más aceptadas son las basadas en los puntos de vista psicológicos y neurológicos: los sueños resultan o provienen de las funciones cerebrales y orgánicas. Sin embargo existen otras tendencias actuales basadas en el psicoanálisis actual, la creencia que son el fruto de deseos insatisfechos o frustraciones, o bien que son una acción cerebral que facilita la interpretación de posibles fallos en la conducta, es decir, una especie de zona de entrenamiento[iii].

Como decíamos, otro punto de vista consiste en que los sueños avisan de ciertas situaciones o circunstancias que se podrían dar en el futuro. Mi pregunta para esta tendencia de pensamiento es: si el sueño nos avisa, ¿es que él es consciente de que un peligro nos acecha? Da la impresión que el sueño es comunicado a nosotros como un mensaje (que normalmente está cifrado), y un mensaje lo tiene que emitir un emisor, por tanto, ¿quién es el emisor?

El trabajo que tiene usted ahora mismo entre sus manos le va a proponer una nueva forma de interpretación de los sueños, una forma más pragmática, sencilla y lógica. Voy a justificar cómo las teorías de la tradición china pueden darnos otro enfoque diferente al que estamos acostumbrados a la hora de interpretar los sueños, pero —y esto es importante señalarlo— me sirvo de la deductiva oriental como modelo de pensamiento. Como podrán comprobar más adelante tampoco estoy de acuerdo con ella en algunos puntos, sino más bien me remito a la forma de interpretar la realidad desde el pensamiento oriental. Todo esto lo hemos combinado con los últimos avances en investigación neurofisiológica, desarrollando una forma de ver el contenido onírico totalmente innovadora y desde luego mucho más pragmática que las conocidas teorías hasta el momento desarrolladas. Además, comentaré qué fármacos pueden estar perjudicando el buen funcionamiento de una de las funciones reguladoras más importantes de nuestro cuerpo, y en especial del Shen/mente (aquí utilizo el término Shen de forma ambigua, más adelante explicaré en profundidad qué se entiende como Shen desde la PNA).

Para empezar a familiarizarnos con este campo, haremos un recorrido por las teorías actuales y los diversos enfoques. Luego pasaremos a temas más controvertidos, pues se expondrá el concepto del Shen y la neurofisiología del mismo, algo así como fusionar la MC y los conocimientos actuales en neurociencias; hablaremos de cómo se entiende el sueño desde la perspectiva china, y por último desarrollaremos la hipótesis de este trabajo y sus posibles consecuencias terapéuticas.

13

CAPÍTULO 1:
ENFOQUES SOBRE EL CONTENIDO ONÍRICO

Siempre que hablamos de los sueños, nos viene a la cabeza el famoso Dr. Sigmund Freud como el padre de la interpretación de los sueños, por su gran obra de 1900 titulada *La interpretación de los sueños*. Por lo general, después de este trabajo la mayoría de las personas pensamos en el contenido de los sueños al estilo que propuso Freud, sin saber que ese estilo basado en el simbolismo es muy antiguo. Permítame el lector un pequeño viaje a lo largo de la historia para ver la gran relevancia que han tenido los sueños para la humanidad:

Allá en los albores de la civilización helénica, Penélope relataba a un forastero andrajoso un extraño sueño que había tenido en el que un águila descendía del cielo y mataba veinte gansos que estaban a su cuidado. El forastero, en realidad su marido Odiseo disfrazado, le decía que el sueño significaba que el legítimo rey de Ítaca —es decir, él mismo— volvería y mataría a los pretendientes que pululaban por palacio con la intención de desposar a la sufrida reina. Penélope concluía, inspirada: «*Hay dos puertas por las que los sueños proceden, una de cuerno y la otra de marfil. Los sueños que salen por la de marfil son fatuos, pero los que proceden de la de cuerno significan algo para quienes los sueñan*». (Canto XIX de la *Odisea*).

Como vemos, ya en la Odisea se hablaba con toda naturalidad de los sueños, pero fue Artemidoro de Daldis (no confundir con el cartógrafo y geógrafo griego Artemidoro de Éfeso del s. II AD), que vivió se cree que sobre en el siglo II, quien dedicara un trabajo completo a la temática del sueño. Podemos considerarlo el oniromante griego más relevante ya que se interesó por la interpretación de los sueños desde una perspectiva todo lo científica que se podía para su época.

Por ello, el que se considera el tratado más antiguo en la cultura oriental sobre la temática de los sueños sería pues *El libro de los sueños* de Artemidoro, en su obra *Oneirokritiká o La Interpretación de los sueños*. Este libro reuniría unos 3.000 sueños con fines psicológicos.

Los sueños lúbricos que tiene el hijo acerca de la madre son un problema para la onirocrítica. Según Artemidoro, la interpretación de estos sueños depende de muchos factores tanto del mundo del sueño como del de la vigilia:

> *«Si uno sueña que se acuesta con su madre estando vivo el padre, surgirá enemistad entre padre e hijo. Si el padre está enfermo, el sueño es una premonición funesta. Pero para un artista, soñar que se relaciona con la propia madre de un modo tan íntimo que se mezcla con ella en la profundidad de sus entrañas es de buen agüero: su arte es de alguna manera su madre y el sueño confirma su dedicación, su maestría. El político, para quien la madre simboliza la patria, al soñar que hace el amor con su madre confirma el compromiso con su causa pública. Para el peregrino, anuncia un pronto retorno a la casa. Para el terrateniente, una época de gran bonanza. También la posición en la que se lleva a cabo el acto sexual tiene sus implicaciones».* (Oneirokritiká I. 81i).

Lo que más me llama la atención es que mucho antes que Freud, el sueño se relacionaba con contenidos sexuales y la figura de la madre ya estaba presente.

Como hemos comentado, este gran filósofo teorizó distinguiendo entre **sueños verdaderos, oráculos, visiones, fantasías y apariciones**. Del mismo modo, también diferenciaría entre sueños que predicen hechos futuros y aquellos que tienen que ver con el presente. Sostiene, además, que la clave para entender el funcionamiento y significado de los sueños es el simbolismo. ¿Esto no les suena a Jung y Freud?

Y esto no es todo, hay más griegos que teorizaron sobre lo mismo: Elio Arístides, con *Los Discursos Sagrados*, también del siglo II; o el *Comentario al sueño de Escipión* de Cicerón de Macrobio, a finales o comienzos del siglo V; y el *De Insomnis* de Sinesio de Cirene, elaborado también a principios del siglo V, constituirán otras tres obras representantes del arte de la oniromancia que la historia de la filosofía nos deparará con el transcurrir del tiempo.

Como vemos, las raíces de la interpretación de los sueños son muy antiguas. Los sueños son tan importantes que los podemos ver en libros tan sagrados como la Biblia:

«*1 Aconteció que pasados dos años tuvo Faraón un sueño. Le parecía que estaba junto al río;*

2 y que del río subían siete vacas, hermosas a la vista, y muy gordas, y pacían en el prado.

3 Y que tras ellas subían del río otras siete vacas de feo aspecto y enjutas de carne, y se pararon cerca de las vacas hermosas a la orilla del río;

4 y que las vacas de feo aspecto y enjutas de carne devoraban a las siete vacas hermosas y muy gordas. Y despertó Faraón.

5 Se durmió de nuevo, y soñó la segunda vez: Que siete espigas llenas y hermosas crecían de una sola caña,

6 y que después de ellas salían otras siete espigas menudas y abatidas del viento solano;

7 y las siete espigas menudas devoraban a las siete espigas gruesas y llenas. Y despertó Faraón, y he aquí que era sueño.

8 Sucedió que por la mañana estaba agitado su espíritu, y envió e hizo llamar a todos los magos de Egipto, y a todos sus sabios; y les contó Faraón sus sueños, más no había quien los pudiese interpretar a Faraón.

9 Entonces el jefe de los coperos habló a Faraón, diciendo: Me acuerdo hoy de mis faltas.

10 Cuando Faraón se enojó contra sus siervos, nos echó a la prisión de la casa del capitán de la guardia a mí y al jefe de los panaderos.

11 Y él y yo tuvimos un sueño en la misma noche, y cada sueño tenía su propio significado.

12 Estaba allí con nosotros un joven hebreo, siervo del capitán de la guardia; y se lo contamos, y él nos interpretó nuestros sueños, y declaró a cada uno conforme a su sueño.

13 Y aconteció que como él nos los interpretó, así fue: yo fui restablecido en mi puesto, y el otro fue colgado.

14 Entonces Faraón envió y llamó a José. Y lo sacaron apresuradamente de la cárcel, y se afeitó, y mudó sus vestidos, y vino a Faraón.

15 Y dijo Faraón a José: Yo he tenido un sueño, y no hay quien lo interprete; mas he oído decir de ti, que oyes sueños para interpretarlos.

16 Respondió José a Faraón, diciendo: No está en mí; Dios será el que dé respuesta propicia a Faraón.

17 Entonces Faraón dijo a José: En mi sueño me parecía que estaba a la orilla del río;

18 y que del río subían siete vacas de gruesas carnes y hermosa apariencia, que pacían en el prado.

19 Y que otras siete vacas subían después de ellas, flacas y de muy feo aspecto; tan extenuadas, que no he visto otras semejantes en fealdad en toda la tierra de Egipto.

20 Y las vacas flacas y feas devoraban a las siete primeras vacas gordas;

21 y éstas entraban en sus entrañas, mas no se conocía que hubiesen entrado, porque la apariencia de las flacas era aún mala, como al principio. Y yo desperté.

22 Vi también soñando, que siete espigas crecían en una misma caña, llenas y hermosas.

23 Y que otras siete espigas menudas, marchitas, abatidas del viento solano, crecían después de ellas;

24 y las espigas menudas devoraban a las siete espigas hermosas; y lo he dicho a los magos, mas no hay quien me lo interprete.

25 Entonces respondió José a Faraón: El sueño de Faraón es uno mismo; Dios ha mostrado a Faraón lo que va a hacer.

26 Las siete vacas hermosas siete años son; y las espigas hermosas son siete años: el sueño es uno mismo.

27 También las siete vacas flacas y feas que subían tras ellas, son siete años; y las siete espigas menudas y marchitas del viento solano, siete años serán de hambre.

28 Esto es lo que respondo a Faraón. Lo que Dios va a hacer, lo ha mostrado a Faraón.

29 He aquí vienen siete años de gran abundancia en toda la tierra de Egipto.

30 Y tras ellos seguirán siete años de hambre; y toda la abundancia será olvidada en la tierra de Egipto, y el hambre consumirá la tierra.

31 Y aquella abundancia no se echará de ver, a causa del hambre siguiente la cual será gravísima.

32 Y el suceder el sueño a Faraón dos veces, significa que la cosa es firme de parte de Dios, y que Dios se apresura a hacerla.

33 Por tanto, provéase ahora Faraón de un varón prudente y sabio, y póngalo sobre la tierra de Egipto.

34 Haga esto Faraón, y ponga gobernadores sobre el país, y quinte la tierra de Egipto en los siete años de la abundancia.

35 Y junten toda la provisión de estos buenos años que vienen, y recojan el trigo bajo la mano de Faraón para mantenimiento de las ciudades; y guárdenlo.

36 Y esté aquella provisión en depósito para el país, para los siete años de hambre que habrá en la tierra de Egipto; y el país no perecerá de hambre».

(Génesis 41:1-36, *José interpreta el sueño del Faraón*).

Se sabe que también en las culturas babilónica, egipcia, semita, persa, hindú y china, esta cuestión ya había sido planteada incluso antes de la aparición de la escritura. Incluso existen tratados muy primitivos que les asignan efectos terapéuticos basados en la interpretación de los sueños. Esto último es muy importante, pues vemos cómo el hombre antiguo interpretaba los sueños utilizando para ello un lenguaje basado en signos, símbolos y mitos.

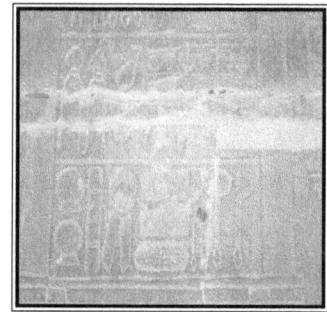

En los países islámicos, la oniromancia fue el último arte adivinatorio aceptado por el profeta y predicado a los creyentes. Estos elaboraron un verdadero código moral o deontológico para su práctica.

La cultura china, que es la base que más nos interesa por razones obvias, también utilizaba los sueños para diagnosticar ciertas patologías: se hacía así posible comprender el fenómeno onírico para tratar alteraciones en este campo como pesadillas, sueños recurrentes, etc. que serían la causa de la pobre calidad de vida del sujeto.

En la cultura china hay dos libros muy interesantes que hablan de los sueños: *Las preguntas simples* y *El eje espiritual*. Sobre estos libros hablaremos más adelante. Cabe mencionar en este breve repaso a los egipcios, que ya estudiaron la información que se encuentra en los sueños. Las teorías egipcias son en esencia muy parecidas a las orientales. Recomiendo la lectura de *El libro secreto de los médicos: Medicina del Antiguo Egipto* de Juan Martín Carpio. Este libro cayó en mis manos en uno de los viajes que realicé a Egipto, durante el cual un compañero me habló de su existencia. De hecho, en este viaje estuvimos viendo hospitales egipcios milenarios y lo más sorprendente es que en este libro encontré mucha información sobre prácticas e instrumentos que hasta entonces creía que eran propios y únicos de la medicina china. No solo eso, sino que confirmé muchas coincidencias que previamente mis maestros ya habían especulado. Podemos ver en la fotografía de una de las paredes de un hospital cómo ya los antiguos egipcios utilizaban las ventosas y todo tipo de material que hoy en día usa cualquier acupuntor.

Siguiendo con nuestro repaso histórico, será a finales del siglo XIX cuando el famoso Dr. Sigmund Freud, a partir de la elaboración de su obra homónima, retome el estudio de los sueños haciéndose eco de antiguas teorías. Vemos que citará a Aristóteles (*Sobre la filosofía, Tratados breves de historia natural: Sobre el Sueño, Sobre los Sueños y Sobre la Adivinación en el Sueño*), Cicerón (*Sobre la adivinación*) y al propio Artemidoro, siguiendo así sus huellas y sentando las bases para la eclosión del psicoanálisis dieciocho siglos después.

Vemos pues que los sueños, es decir, el contenido onírico, ha sido y es importantísimo en el panorama humano. Por este y otros motivos es interesante un buen estudio de esta temática.

Antes de entrar en temas relacionados con el sueño, debemos explicar algunos conceptos propios de la medicina china que nos ayudarán a centrar nuestras hipótesis de trabajo en la PNA.

CAPÍTULO 2:
LOS PILARES DE LA SABIDURÍA CHINA A LA HORA DE ENTENDER LOS SUEÑOS

Es importante describir algunos de los fenómenos propios de la medicina china, sobre todo aquellos fenómenos que luego nos habrán de servir de explicación a la hora de interpretar el sueño y unirlos con las neurociencias. No voy a intentar explicarlo todo, o mejor dicho, mi intención no es dar una explicación completa de la relación entre la medicina china y la neurociencia del sueño, pues esta empresa sería muy complicada. Sin embargo, sí que me atrevo a ir emparentando ciertas teorías chinas con ciertas visiones neurocientíficas de algunos conceptos. Creo firmemente que el desarrollo de la medicina china se basa en esta unión, ese es sin duda el sentido de la Psiconeuroacupuntura.

Antes que nada me gustaría exponer un poco de historia de la medicina china.

2.1 Cultura China.

Desde la aparición de la materia orgánica, es decir, de los primeros seres vivos, estos han estado siempre expuestos a diferentes situaciones responsables de alterar la homeostasis de sus diferentes sistemas vitales. Estos seres a los cuales nosotros pertenecemos han generado una capacidad intrínseca de autocuración, sin duda una maravilla de la evolución orgánica. Por desgracia no siempre es posible recuperar la salud por mecanismos naturales y necesitamos una ayuda externa. De esta necesidad surgen los modelos médicos, tanto el modelo centrado en la materia, el occidental, como el modelo centrado en la interacción, el oriental (soy consciente que existen otros modelos, pero solo me centro en estos dos). Antes de presentar algunas características del modelo oriental, quiero comentar algo sobre el propio organismo:

Como dijimos, el organismo es poseedor de una *rex natura*, unos mecanismos propios de curación. Los sueños y el dormir cumplen en parte este mecanismo de regulación homeostático, sobre todo a nivel de las alteraciones del Shen/mente. Por otro lado, sabemos que el organismo dispone de mecanismos biológicos de regeneración: plaquetas, sistema inmune, etc. que ayudan en este objetivo al soma. Y esto es importante, no lo olvidemos, pues también existe un sistema energético, no tan conocido por la medicina occidental pero sin duda tan necesario como el anterior. Más bien podríamos decir que son sistemas interconectados. Soslayar uno es ir irremediablemente en contra de las leyes de la naturaleza.

El ser humano es uno de los pocos si no el único animal que se ha centrado en la búsqueda de los remedios curativos y procedimientos que sanan, como el calor, el masaje, etc. motivando preguntas que han pretendido ser respondidas en todas las culturas del mundo. Y como en cada una de las creaciones de un pueblo, la medicina ha impregnado sus respuestas con su propia esencia e idiosincrasia cultural, con su visión particular de todo cuanto le rodea. A lo largo de la historia, muchas de las diferentes técnicas médicas de todo el mundo han estado influenciadas por diversos aspectos religiosos. La búsqueda instintiva de ayuda en un poder supremo facilitó la fusión entre los dogmas religiosos y las preguntas y respuestas relativas a nuestra salud. Esto constituyó lo que podemos denominar medicina-religión, la única existente durante siglos. Y aunque la medicina tradicional china también ha estado profundamente expuesta a la influencia de las raíces culturales y religiosas del país, desde sus principios fue lo más parecido a una ciencia médica que podemos encontrar en la historia antigua. Sus técnicas y los avances de sus resultados fueron registradas durante siglos, estableciendo una vasta experiencia empírica que, fusionada con un cuerpo teórico-filosófico coherente, logró establecer una ciencia-arte médica que ha sido capaz no solo de pervivir, siendo la modalidad médica más antigua, sino que además está siendo difundida alrededor del mundo entero, siendo incluso adoptada por parte de algunos de los sistemas sanitarios en algunos de los países más avanzados.

Los principios filosóficos clásicos chinos impregnan cada acto del buen médico chino. Todo en el entorno del ser humano se desarrolla en una realidad que responde a unos principios modelos, que se reproducen como analogías una y otra vez en todo cuanto nos rodea. Este pilar del pensamiento chino, al igual que los conceptos del Yin y el Yang, los Cinco Movimientos… impregna todos los aspectos de la existencia. De hecho, de estas teorías llevadas a las neurociencias es de donde desarrollaremos posteriormente nuestras ideas.

Incluso la medicina humoral, precursora de la medicina alopática moderna, no era más científica de lo que son otras escuelas médicas de todo el mundo, lo que desarma el espejismo de que la ciencia médica moderna siempre ha sido científica y que la medicina china era solo un «cuento chino». Sin embargo, la observación empírica y la reciente aplicación del método científico a la medicina, ha logrado algunos de los avances más espectaculares e increíbles de la ciencia moderna. La Organización Mundial de la Salud (OMS) reconoce los diferentes tipos de medicina existentes en el mundo que cuentan con su propia historia y que han demostrado un cierto nivel de eficacia como medicinas tradicionales.

Dentro de este tipo de medicinas encontramos una doble clasificación: las denominadas **medicinas alternativas**, y las denominadas **medicinas complementarias**.

Las **medicinas complementarias** son llamadas así porque su efectividad ya ha sido comprobada y contrastada en multitud de estudios científicos médicos, y es posible considerarla en el tratamiento de diversas patologías, completando la aplicación de la medicina moderna con eficacia. La medicina complementaria más significativa es la medicina tradicional china. Sin embargo, su paradigma difiere de un modo tan importante a los fundamentos médicos modernos que resulta prácticamente imposible incorporarla sin más a la práctica clínica alopática. Sin embargo, su alto grado de eficacia hace que sea reconocida desde la medicina moderna como una técnica médica complementaria.

Pero no perdamos de vista que también son muchas las personas (millones, de hecho) que acuden exclusivamente a la medicina china para tratar la mayor parte de sus enfermedades, lo que también le puede hacer merecedora de la denominación de medicina alternativa. Millones de pacientes acuden a este tipo de terapéutica en todo el mundo, y aunque su uso está principalmente enraizado en oriente, cada día son más los países donde se aplica, y cada vez son más los gobiernos que regulan legalmente su uso, llegando a incluirla en sus sistemas sanitarios oficiales. Como vemos, sin ser este mi objetivo en este trabajo, la medicina china es una ciencia con una base muy profunda.

Ahora vamos a pasar a presentar unas cuantas teorías de la medicina china que nos servirán para alcanzar el objetivo que perseguimos con este libro: averiguar qué nos puede aportar la Psiconeuroacupuntura a la hora de interpretar el sueño.

2.2 La cibernética y las cinco fases (Wu Xing).

Esta teoría que nosotros vamos a llamar Wu Xing constituye, junto a la ley del Yin Yang, la base fundamental de la medicina tradicional china. Se la conoce como «La gran regla», o la Ley de los Cinco Movimientos, Cinco Elementos, ley de autorregulación, o, como las tendencias modernas mencionan, ley de la pentacoordinación. Se le denomine como se le denomine, esta teoría es la versión antigua de la moderna cibernética. Es curioso cómo hoy en día las nuevas tendencias en física moderna se relacionan al 100% con la tradición oriental.

El Wu Xing es un modelo de ordenamiento de diferentes sustancias en una red que se retroalimenta de forma cibernética. Esta red está compuesta por cinco elementos que interaccionan los unos con los otros siguiendo unas reglas. Estas reglas y este ordenamiento es lo que vamos a intentar presentar en esta parte.

Al igual que la teoría del Yin-Yang, el Wu Xing muestra una reconstrucción a escala del orden universal ofreciendo un microcosmos que pone al alcance del hombre la comprensión de la dinámica de la naturaleza. Esta teoría ordena el universo en cinco grupos y los relaciona en una especie de red. Esta red es lo que le da la característica de movimiento; un movimiento circular que consigue que se manifiesten en ella todas las interacciones que uno pueda desear. Es pues un modelo cibernético de entender el universo, un modelo que hoy en día se está utilizando no solo en la medicina china, sino en diferentes ciencias de vanguardia como la inteligencia artificial.

Como hemos dicho pues el Wu Xing está compuesto de unas partes, cinco en total, y una red. Esta red está compuesta por dos subredes.

Vamos primero a presentar los elementos (2.2.2) para luego pasar a describir las dos redes (2.2.3).

2.2.2 Los Elementos.

Lo importante será saber cómo se ordena todo el universo en cinco partes. Imagine un archivador donde existieran 5 cajones. Cada cajón lo vamos a denominar del siguiente modo: Madera, Fuego, Tierra, Metal y Agua. Una vez los hemos bautizado vamos a colocar en ellos todas las cosas que existan en la naturaleza, y no solo las cosas, sino también los fenómenos.

Podemos ordenar desde el ciclo solar hasta el ritmo circadiano, los sabores, los colores... todo lo que usted pueda imaginar.

	MADERA	FUEGO	TIERRA	AGUA	METAL
Ciclo solar	Amanecer	Mediodía	Tarde	Medianoche	Anochecer
Ciclo estacional	Primavera	Verano	Final del Verano	Invierno	Otoño
Ritmo circadiano	Despertar	Vigilia	Transición	Sueño	Quietud

Los Cinco Elementos como Movimientos. Los Cinco Elementos simbolizan también las cinco direcciones de los movimientos de los fenómenos naturales:

ELEMENTO	MOVIMIENTO
MADERA	Expansión. Movimiento hacia el exterior
METAL	Contracción. Movimiento hacia el interior
AGUA	Movimiento descendente
FUEGO	Movimiento ascendente
TIERRA	Neutralidad o estabilidad

«El cuerpo humano es un espejo del mundo natural, de modo que el Hígado está a la izquierda y su Qi asciende, el Pulmón está a la derecha y su Qi desciende. Cuando su ascenso y descenso están armonizados, el Qi puede relajarse y desarrollarse... Los dos juntos permiten al Qi y la Sangre fluir y extenderse y a los órganos internos estar en paz y equilibrio». Ye Tian Shi

Los Cinco Elementos como etapas del Ciclo Estacional.Cada uno de los Cinco Elementos representa una estación del ciclo anual:

ELEMENTO	ESTACIÓN	CICLO ESTACIONAL
MADERA	Primavera	Sembrado/Germinación
FUEGO	Verano	Crecimiento
METAL	Otoño	Cosecha
AGUA	Invierno	Almacenar
TIERRA	Final de estación	Transformación

La Tierra no se corresponde con ninguna estación en concreto. Relacionada con el bazo, se trata del eje sobre el que giran los demás elementos, nutriéndose todos de ella. Correspondería a los 18 últimos días de cada estación.

«El Bazo pertenece a la Tierra, que se relaciona con el Centro y su influencia se manifiesta durante 18 días al final de cada estación sin que se corresponda con una estación en sí misma». Clásico de las Categorías. Zhang Jie Bing (1624).

2.2.3 Las emociones.

Este es, sin duda, uno de los apartados más interesantes de la MC. Es necesario explicar bien qué entendemos por emoción. Por lo general las personas confundimos emociones con ciertos procesos cognitivos como pueden ser la obsesión, la avaricia, etc. Más adelante dedicare varias páginas a este asunto, pues es primordial en este tratado tener claro qué entendemos como emoción. Aquí solo las quiero situar en los cinco elementos:

ELEMENTO	EMOCIÓN
Tierra	Obsesión
Fuego	Alegría
Metal	Tristeza
Madera	Cólera
Agua	Miedo

También los sabores pueden ser utilizados en el diagnóstico mediante su correspondencia con los Cinco Elementos:

SABOR	ELEMENTO AFECTADO
Ácido – Agrio	Desequilibrio en la Madera
Amargo	Desequilibrio en Corazón
Dulce	Insuficiencia de Bazo o Humedad
Picante	Desequilibrio en Pulmón
Salado	Desequilibrio del Riñón o Vejiga

En la siguiente página se muestra una tabla que condensa las correspondencias de los cinco elementos con distintos aspectos de la realidad.

Cuadro general de resumen:

Los Cinco Elementos	MADERA	FUEGO	TIERRA	METAL	AGUA
Órganos Zang	Hígado	Corazón	Bazo	Pulmones	Riñones
Órganos Fu	Vesícula biliar	Intestino Delgado	Estómago	Intestino Grueso	Vejiga
Estación del año	Primavera	Verano	Final del Verano	Otoño	Invierno
Fenómeno atmosférico	Viento	Calor	Humedad	Sequedad	Frío
Órganos sensoriales	Ojo	Lengua	Boca	Nariz	Oído
Estructuras internas	Tendones Músculos	Vasos	Tejido celular subcutáneo Carne	Piel	Huesos
Estructuras externas	Uñas	Cara	Labios	Vello	Cabellos
Los cinco sentidos	Vista	Voz	Sabor	Olor	Oído
Sabores de alimentos	Ácido y agrio	Amargo	Dulce	Picante	Salado
Secreciones corporales	Lágrimas	Sudor	Saliva	Mucosidad y esputo	Orina
Colores	Verde	Rojo	Amarillo	Blanco	Negro
Sonidos	Grito	Risa	Canto	Llanto	Quejido
Etapa de desarrollo	Nacimiento	Crecimiento	Transformación	Cosecha Declinar	Almacenaje Muerte
Sensaciones emocionales	Enojo, ira	Risa, alegría	Obsesión	Preocupación	Miedo
Cualidades Psíquicas	HUN Alma Subconsciente	THÂN Alma Conscientemente	YI Alma Lógica Pensamiento	PO Alma Instintiva Reflejos	ZHI Alma ejecutiva Voluntad
Puntos Shu Antiguos	Ting	long	lu	King	Ho
Traducción puntos Shu	Pozo	Manantial	Arroyo	Río	Mar

Como vemos, todo lo clasificamos en cinco. Esta clasificación la realizamos como dije anteriormente en una especie de archivador. Sin embargo este archivador no es como los que estamos acostumbrados a ver, con sus cajones unos encima de los otros, si no que está construido de una forma especial: está construido como si fuera una red.

2.2.4 La red, los dos ciclos.

Así, cada vez que abrimos un cajón estos se mueven todos en su conjunto. Esto es así gracias a unas «cuerdas» que los unen los unos a los otros. Estas cuerdas forman dos sistemas de interconexión. Estos sistemas de interconexión se llaman ciclos; los más famosos son el Ko y el Sheng. El que nos interesa en nuestro trabajo es el Sheng, y en concreto los puntos adaptógenos del mismo.

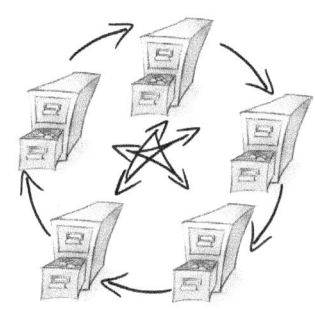

Antes de presentar estos ciclos en profundidad me gustaría explicar los puntos Shu antiguos que hemos expuesto en el cuadro anterior. Es importante hacer esto, pues estos puntos son un tema central en este libro, y es por ello necesario entender su teoría en profundidad, o por lo menos entender lo necesario para comprender el objetivo de parte de este libro.

Como el lector estará intuyendo, en medicina china lo clasificamos todo en cinco grupos. Lo mismo sucede con estos puntos de acupuntura. Los puntos antiguos son muy importantes, pues pueden manipular el Qi del individuo siguiendo unas normas. Estas normas se rigen por unos mecanismos teóricos propios del archivador que hemos descrito anteriormente.

Antes hemos expuesto que el Wu Xing es un modelo cibernético. Lo importante es saber que la medicina china nos ha dado un sistema de control sobre este mismo sistema: los puntos Shu antiguos. Como si de mandos de un ordenador se tratara, estos puntos pueden movilizar el Qi por toda una red de meridianos/campos morfogenéticos que interactúan unos con otros devolviendo la homeostasis al sistema cibernético.

31

Estos puntos se sitúan a nivel anatómico entre los dedos de las manos y de los pies hasta la rodilla y el codo respectivamente.

Para entender los puntos Shu antiguos tenemos que saber qué son los meridianos principales, pues estos son los que nos interesan. Para el que no conozca en profundidad la acupuntura, los meridianos son las interacciones donde se manifiestan los campos de fuerza que hacen que la materia vaya saturándose y dando forma al organismo. Por otro lado, son los cauces por donde circula el Qi, (el Qi es otra interacción que necesita una profunda aclaración teórica, pues erróneamente se lo asocia alegremente con la palabra energía, induciendo a graves errores tanto descriptivos como explicativos) que a su vez dividen los meridianos principales en meridianos Yin y meridianos Yang.

Esta división en dos familias es importante, pues son la causa de que los puntos Shu antiguos se sitúen ordenadamente en un sitio o en otro. En el caso de los meridianos Yin, los puntos antiguos se empiezan a ordenar en el elemento Madera, siendo por lo tanto la Madera el punto Ting, el Fuego el punto Iong, la Tierra el Iu, el Metal el Qing y por último el Agua el Ho. En el caso de los meridianos Yang empiezan en el Metal. Sin embargo, en nuestro trabajo solo nos interesan los cinco puntos antiguos de los meridianos Yin. ¿Por qué? Pues porque son los más importantes a la hora de conseguir el efecto que buscamos en este trabajo, y en concreto solo un punto de los cinco.

En el diagrama de la página siguiente se pueden ver los cinco grupos de puntos en cada meridiano. El porqué están esos puntos ahí se debe a unas normas en las cuales se fundamenta la medicina china a la hora de ordenar la puntologia, que aquí no vamos a tratar para no extendernos en teorías profundas de la MC.

Una vez conocemos los puntos y los hemos ordenado, será necesario presentar los ciclos por los que se rigen, como dije anteriormente, y ver qué podemos hacer con todo esto.

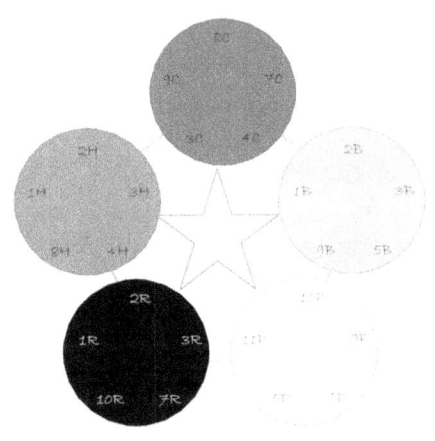

Existen cuatro ciclos, a saber:

El Ciclo de Generación (Sheng).

El Ciclo de Control (Ko).

El Ciclo de Explotación.

El Ciclo de Oposición.

El ciclo que nos interesa a nosotros es el Sheng. Los demás ciclos son necesarios para manipulaciones más complejas del Qi. Si el lector está interesado en estos asuntos, le recomiendo el libro *Guía de Acupuntura Psiquiátrica* en el que abordo y explico en profundidad estos entresijos teóricos.

El Ciclo de Generación (Sheng).

En este ciclo, el Qi fluye en el sentido de las agujas del reloj, pasando el Qi de un elemento al otro y alimentando así cada uno a su posterior. Dentro del funcionamiento de esta red cibernética, para su correcto funcionamiento el Qi tiene que estar siempre en movimiento, saltando de un elemento al otro. Según la tradición este saltar es nutrir, por ello a este fenómeno se le llama «La madre controla al hijo», o lo nutre. Gracias a este ciclo podemos tonificar/nutrir al elemento cuando este está en deficiencia (Xu), o sedarlo cuando está en exceso (Shi).

Voy a explicar con más detalle este asunto, pues gracias a este ciclo tenemos un arma terapéutica que vamos a utilizar en nuestro tratado. Imaginemos que tenemos una deficiencia de Qi en la Madera. (Para llegar a saber de estas deficiencias debemos de poseer conocimientos profundos de MC, sin embargo, y aquí está lo importante, para la interpretación de los sueños solo es necesario saber unas leyes básicas de neurociencias que más adelante expondré).

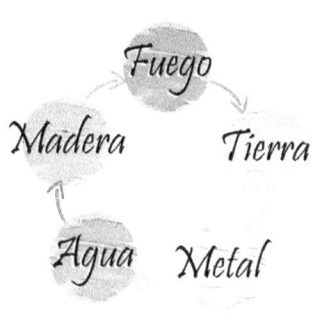

Si es la Madera la que está en deficiencia, tendremos que utilizar los puntos antiguos de este meridiano, que son los siguientes:

Ting 1H, Iong 2H, Iu 3H, King 4H y Ho 8H.

Si el hígado/Madera esta en deficiencia el punto que utilizaremos según el ciclo Sheng será su madre. En este caso la madre de la Madera es el Agua/riñón, y en el Agua está el 8H, siendo pues este punto el que tonifica a la Madera. Si fuera al revés, es decir, la Madera estuviera en exceso, sería el 2H el que la sedaría. Estas mismas normas las deberemos de implantar en todos los demás elementos.

Pero a nosotros el punto que nos interesa no es ni el que tonifica ni el que dispersa, nos interesa el punto que regula. Si cada elemento pose un punto que regula, por su naturaleza este punto no es ni tonificante ni sedante, pues es el punto que posee mayor tropismo por el mismo elemento al que pertenece, por estar situado en su territorio. En este caso es el 1H.

El 1H es un punto que tiene la cualidad de regular la Madera, es un punto adaptógeno. Cada elemento tiene uno, siendo estos los siguientes:

Puede ser que algún lector le llame la atención el 8MC; es un meridiano más que no hemos presentado en su momento, pero no nos interesa ahora explicarlo. Simplemente lo pongo en la lista porque sería incompleta sin este punto.

Nos detendremos aquí. Me sirve que el lector haya entendido que vamos a usar solo cinco puntos de acupuntura, que estos cinco puntos pertenecen a la familia de los Shu antiguos, y que de estos solo escogemos a los adaptógenos. Los demás ciclos no son de nuestro interés en el presente trabajo.

Ahora pasemos a explicar otra de las teorías importantes de la medicina china, en este caso la teoría del Yin-Yang, pues de ella nos valdremos para entender una ley fundamental de efecto del sueño.

2.3 Yin Yang. La teoría de la carga y descarga dentro del sueño.

Vamos a desarrollar ahora el concepto de Yin y Yang bajo la visión tradicional china en general y la PNA en particular, pues la PNA se centra sobre todo en una visión ecléctica del mismo uniendo varias ramas del saber con el objetivo común de entender uno de los mecanismos esenciales de la vida, el fenómeno de carga y descarga, tan magistralmente explicado con el símbolo taoísta del Yin Yang.

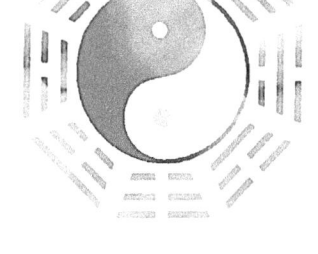

Se dice que todas las cosas o fenómenos del universo son un cuerpo íntegro, formado por dos partes opuestas pero complementarias. La aparición, el cambio, la desaparición de esas cosas o fenómenos, es decir, el nacimiento, el desarrollo y la muerte, son el resultado del continuo movimiento de estas dos partes.

Estos fenómenos descritos brevemente bien podría decirse que son el pilar de la teoría del Yin y el Yang. En realidad esta teoría es un modo de usar la observación y analizar el mundo material y energético. El Yin y el Yang reflejan todas las formas y características que existen en el Universo. No se reflejan en un fenómeno concreto, es más un método de observación y de análisis de los fenómenos. En realidad, entiendo que la teoría del Yin-Yang vista de manera superficial nos hace pensar en una metafísica simplista. Mucho daño se le ha hecho a este concepto tan importante de la tradición. La época *hippie* ha sido una época de misticismo y desfase filosófico, donde ciertos conceptos se desvirtuaron, se sacaron de su contexto y se les hizo un flaco favor. El Yin Yang hoy en día es un símbolo usado sin sentido en multitud de establecimientos, tanto esotéricos como de la New Age. Sin embargo, si nos detenemos en su estudio y lo analizamos en profundidad pronto vemos que comparar el Yin con la noche y el Yang con el día es una ingenuidad y una interpretación del símbolo superficial y simplista. El Yin Yang hoy en día nos está enseñando cómo funcionan las moléculas, cómo interacciona la materia con las diferentes energías; la gravitacional, la electromagnética, la fuerte y la débil, y es más, cómo el universo interacciona formado todo aquello que vemos y sentimos. No se escapa de este mecanismo la mente/Shen, que funciona bajo sus mismos designios. Dejemos del ver el Yin Yang como el hombre y la mujer, que lo son, e introduzcámonos de lleno en las profundidades de este magnifico código de la naturaleza que junto con el Wu Xing nos da muchas claves del intrincado mecanismo oculto de la propia naturaleza para su funcionamiento más intimo.

Podríamos atribuirle a cada uno una forma, y la más típica y más usada sería la comparación con los elementos Agua y Fuego, que serían los símbolos del Yin y del Yang, respectivamente. Esto quiere decir que todo lo que se asemeje al Agua sería Yin y todo lo que se parezca al Fuego, Yang, pero eso sin perder de vista que la naturaleza del Yin y el Yang no es absoluta, sino relativa: el Yin puede pasar a ser Yang y viceversa, y cualquier fenómeno puede ser dividido infinitamente en sus aspectos Yin y Yang; ambos se oponen y se complementan y existen en todos los sitios, esto es muy importante a la hora de entender la teoría de los sueños, pero esto ya lo comentaremos más adelante.

Vamos a desarrollar a continuación de forma breve las leyes del Yin y el Yang y sus relaciones con los procesos fisiológicos del sueño, (recuerde, fisiológico no onírico).

2.3.1 Las leyes del Yin Yang.

Para comprender mejor la Teoría del Yin y el Yang, es preferible recurrir a las leyes que definen sus características. Veámoslas pues:

Primera ley: Ley de Oposición.

En esta ley se manifiesta la lucha del uno contra el otro, así el calor puede dispersar el frío y al revés. Gracias a esta oposición (que en un principio puede ser patológica), esta ley puede ser utilizada como principio terapéutico en medicina. Podríamos afirmar que este es el paradigma de la medicina clásica. Un ejemplo de ello sería administrar un febrífugo cuando se experimenta fiebre, es decir, que si tenemos calor damos una droga que enfríe.

«Cuando el Yin predomina, el Yang será enfermado, y cuando el Yang predomine, sucederá lo contrario».

Esto que parece simple no es tan sencillo, ya que el Yin y el Yang no son fenómenos inmóviles sino que están en continuo crecimiento y decrecimiento (tercera ley) el uno con respecto al otro. Lo que quiero decir es que el equilibrio figurativo se encontraría en que siempre existiera la misma carga Yin y Yang en el sujeto, en ese vaivén que es la vida. Así, los opuestos estarían en equilibrio. Pues aunque opuestos, son irremediablemente dependientes (segunda ley) y más sorprendente, son intertransformables (cuarta ley), como ya anticipó Einstein: $E=mc2$. Creo que por lo general, la primera ley, la de los opuestos ha tomado demasiado protagonismo en la biología actual. Podríamos decir que en la propia física newtoniana, sin embargo, ver la materia como algo único es obviar el fenómeno de la interacción, su otra parte. Hoy en día la física, con el modelo estándar (ME) y su Teoría de los Campos Cuánticos (TCC) está remendando esta visión parcial de la realidad. No obstante, creo que la biología aún está muy atrás en este asunto. La PNA no va a cometer el mismo error, pues la teoría del Yin-Yang no se aleja mucho de la Teoría de Campos Cuánticos, lo mismo que el Wu Xing de los modelos cibernéticos.

Pero si nos vamos al sueño, la tradición dice que la noche se considera Yin, y por lo tanto reina la calma, la sangre se retira para ser almacenada por el hígado (una de las funciones de la Madera según la tradición) y así el sujeto puede conciliar el sueño. Por el contrario el día es Yang, ya que hay actividad en la sangre y el Qi tiene que circular de forma vigorosa por los meridianos, así el sujeto estará despierto.

A nivel de las ondas cerebrales, existirán por lo tanto dos tipos de patrones generales, las ondas Yang que son las siguientes:

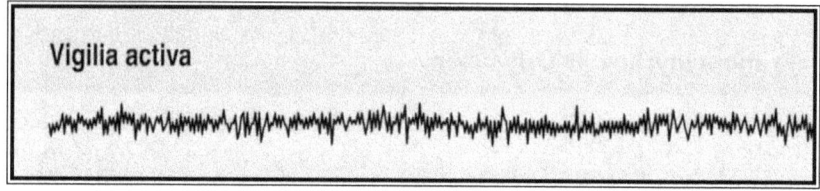

Vigilia activa

Podemos ver cómo tiene poco voltaje, pero gran frecuencia. El voltaje se asocia al Yin, mientras que la frecuencia al Yang, como se desarrollará más profundamente en los siguientes capítulos. Vemos que estas son ondas de naturaleza Yang, mientras que las Yin son las siguientes:

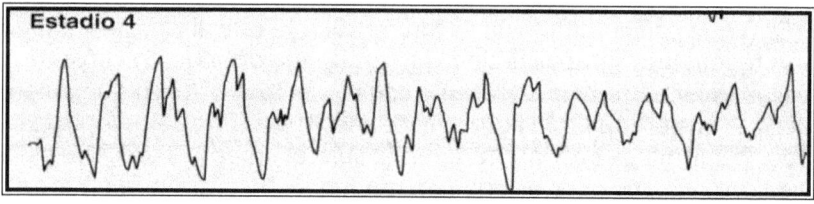

Estadio 4

Como percibimos, el voltaje Yin ha aumentado en oposición a la frecuencia. Son ondas, pues, opuestas.

El equilibrio entre la actividad Yang y el reposo Yin garantiza que no existan cargas de algún polo tanto Yin o Yang que desarmonice esta oposición. Por esto, con esta ley encontramos la necesidad del sueño como la parte contraria al estado de vigilia. El dormir se ve como una función de descarga del Yang en el Yin.

Con respecto a la función del sueño, sabemos que hay dos teorías en neurociencias que intentan explicar por qué dormimos. Una teoría hace referencia a su función circadiana, que se refleja muy bien en la tercera ley: funciona como mecanismo de regulación homeostático de todo el organismo. La otra teoría nos dice que el dormir recupera los tejidos dañados. Tanto una como la otra nos vienen a decir que durante el sueño se recupera el cuerpo. Según la teoría china, el cuerpo como tal es Yin, por ser materia, siendo en el dormir donde este se recupera, ya sea por la teoría circadiana o la teoría de regeneración. Hay dos puntos de acupuntura que se deberían investigar en este asunto: el punto llave del Yang Qiao y el punto llave del Ying Qiao.

Las teorías de recuperación argumentan que al estar despierto (en fase Yang) se altera la homeostasis del cuerpo, es decir, el equilibrio interno. Nosotros entendemos que estas teorías sugieren que al estar despierto se desequilibra el Yin y el Yang. La verdad es que esto hasta cierto punto tiene lógica, ya que si mantenemos a un sujeto despierto durante mucho tiempo acaba enfermando. Esta teoría postula que dormir lo equilibra por su naturaleza de opuesto. Sabemos que el estar despierto es estar en una fase Yang, ya que el organismo está activo. Esto no tiene por qué desarmonizar nada en principio, pero sería un factor patológico e incluso mortal el no dormir, pues agotaría el binomio Yin Yang por oposición.

«Los estudios de privación del sueño nos han proporcionado pruebas convincentes de que el sueño es necesario para mantener un funcionamiento normal del organismo».

Dormir es otra fase vital, en este caso Yin; por lo tanto las teorías de recuperación lo que postulan es que el sueño es un acto fisiológico necesario para mantener la homeostasis y la ley de oposición hace constancia de ello, ya que el uno se opone al otro: el sueño a la vigilia. Si hay un exceso de oposición, el sistema entrará en desequilibrio.

Sabemos que durante la fase más Yin de la noche es donde se dan las delta y el organismo segrega ciertas hormonas como la GH (hormona del crecimiento) entre otras sustancias que servirán para regenerar el cuerpo. La noche resulta, pues, un factor epigenético de recuperación.

El sueño sería un proceso en el cual se dan diferentes procesos anabólicos que intentan compensar el desgaste físico y emocional de la vigilia, por este motivo se consideraría una necesidad vital. En medicina china este enfoque también es válido, ya que se considera que las personas dormimos para recuperar el Qi, como decíamos anteriormente.

Con respecto a la teoría circadiana del sueño, hablaremos de ella en la ley de crecimiento-decrecimiento que citaremos más adelante.

Segunda ley: Ley de Interdependencia.

Como decíamos antes, estas dos partes opuestas dependen la una de la otra. Esta ley, en fisiología humana, se aplicaría para diferenciar, por ejemplo, la materia de la energía, magistralmente reflejada por la fórmula de Einstein $E=mc2$. El Yin serían las sustancias nutritivas y el Yang las actividades funcionales. «No se produce Yin aislado ni crece Yang soltero».

Toda función se tiene que apoyar en algo material. En el campo médico oriental, la Energía (Qi) se apoya en la Sangre (Xue), por ejemplo. Tendríamos que buscar todos los binomios posibles a todas las cosas existentes en el Universo. Todo en el universo tiene que tener su otra parte, en realidad es ella misma solo que en la manifestación contraria, no existe electrón sin positrón, ni materia sin forma, ni altruismo sin egoísmo.

Realmente la primera ley y la segunda son muy difíciles de diferenciar. Sin embargo, resultan obvias una vez se explican. La inercia nos hace solo ver el opuesto sin la capacidad de ver la interdependencia. A veces me pregunto si será un defecto de nuestra mente/Shen, el solo ver un lado. Si todo lo vemos en dos, la realidad será más amable con nuestros resultados científicos. Pero… si lo vemos en cinco, nuestras posibilidades aumentan, pues es el número ideal para que una red cibernética funcione de forma óptima. Recuerde que en cada elemento hay dos polaridades.

Por ejemplo, según la tradición, el Shen descansaría en la Xue. Esto es un fenómeno muy importante dentro del campo de la teoría china, ya que tiene unas consecuencias importantes, como en su momento explicaré.

En el tema del sueño se corrobora de manera científica con todos los experimentos realizados en el campo de la de privación del sueño. Hoy en día se sabe que si un sujeto no duerme, al cabo de un tiempo empieza a generar alteraciones mentales, y si no se le deja dormir, al final fallece. En los experimentos llevados a cabo con el aparato de carrusel, que se emplea para privar del sueño a una rata, llegamos a ver cómo después de severas alteraciones de su estado de ánimo, el animal muere. Por ello el uno, Yin, depende del otro, Yang. Si un sujeto está mucho tiempo en una fase Yang acaba con graves alteraciones físicas y en casos extremos puede llegar a la muerte.

Tercera ley: Ley de Crecimiento y de Decrecimiento.

El Yin y el Yang no son fijos, están en constante intercambio. Las actividades, como decíamos antes, son Yang y consumen Yin para poder generar más energía, la cual se utilizará para generar más Yin, que a su vez nutre el Yang: es la rueda de la vida, como se puede observar en fisiología occidental con las leyes de la homeostasis del organismo en sus teorías de autorregulación. La homeostasis es un término propuesto por el eminente científico Walter Bradford Cannon, que define el mecanismo que posee nuestro sistema cibernético para mantener el equilibrio entre el Yin Yang. El entorno externo e interno nos puede generar tensión, es decir, estrés. Este generará señales de peligro en nuestro organismo y se disparará el Yang, por lo general el de hígado, que no es otra cosa que la respuesta al estrés en su versión más animal: lucha o huida.

Entonces, la reacción de estrés o conducta Yang no es otra cosa que el conjunto de actividades que despliega nuestro organismo para regular los desafíos tanto internos como externos que amenazan con destruir la homeostasis. La tercera ley no es nada más ni nada menos que la ley de la homeostasis/alostasis. La homeostasis es el mecanismo de regulación del cuerpo a través de un sistema muy semejante a los termostatos eléctricos. Aunque tengo que complicar un poquito las cosas en este punto, realmente nuestro sistema no es un sistema homeostático como tal, es decir, tan mecánico y preciso como un termostato. Nosotros funcionamos más bien bajo el concepto de alostasis, que se ajusta mejor a la situación humana. La alostasis sería un mecanismo de adaptación al estrés, dinámico, como predice la tercera ley. Se ajusta a nuevos escenarios aumentando la carga. Por desgracia, las cargas de Qi nos van desregulando por acumulación. Me explico:

El modelo clásico de la homeostasis despliega esta ecuación:

Exposición al estresor → alerta → sube la presión → cesa el estímulo → baja la presión.

Traducido a la MC:

Exposición al estresor → Activación del San Jiao inferior → aumento del Yang de hígado → cesa el estímulo → se disipa el Yang.

El modelo alostático es más flexible. El equilibrio se mantiene por cambios constantes. Cuando la exposición al estresor se cronifica, por lo general por una pasión (las pasiones son los mecanismos psicopatológicos más comunes en PNA), el cuerpo se adapta generando cambios estables, como puede ser el adelgazamiento de la pared de las arterias y la musculatura, para mantener más eficazmente la tensión alta. Entonces, y aquí está el problema, cuando el individuo se relaja, la tensión ya no baja a sus valores anteriores, mecanismo que genera lo que se denomina carga alostática, es decir un nuevo nivel de adaptación. Esto crea un desgaste que puede llevar al sistema a la degeneración.

Creo que el lector estará entendiendo el mecanismo de explicación por el cual en MC y PNA siempre nos encontramos con organismos en deficiencia, (cuadros de Xu de Yin, Qi, Xue, etc…) en «desgaste por carga alostática». Voy a ser parsimonioso en este punto, pues es importante entender cómo se manifiestan las cargas y cómo estas van saturando a las cinco capas de la teoría de la PNA, con el desenlace de cuadros «síndromes» de deficiencia.

La PNA tiene una teoría que explica el proceso de la enfermedad a través de cinco capas. Se entiende que la patología va aumentando según va discurriendo por estas capas. Esto se produce a través de la ley de carga sin descarga, que a continuación describo, siendo la carga alostática su explicación.

Un factor patógeno tanto interno (pasiones) como externo (factores mecánicos o climáticos) genera estrés. Este estrés es Yang de hígado. Si esto se cronifica, el organismo se *yangnifica*, es decir, se carga, generando una carga alostática. Este exceso de Yang irremediablemente va a consumir Yin/Xue generando a la larga un cuadro de desgaste de Xu Yin o Xue.

En este caso, las teorías circadianas del sueño tendrían una cabida, ya que estas argumentan que el sueño, o mejor dicho, el dormir, evolucionó para mantener a los animales inactivos en los momentos del día en el que no necesitan intervenir en actividades para su supervivencia. Entiendo que el organismo yangnificado no tiene otro mecanismo de equilibrio que el dormir. El dormir es un periodo Yin, y puede descargar esta carga alostática. Algo así como que cuando no es necesaria la actividad Yang, entra el sujeto en estado de sueño-actividad Yin para guardar su Qi y, como antes decíamos, recuperar su Jing.

Además, aparte de las tendencias tanto teóricas, ya sean circadianas o de recuperación, lo que sí sabemos es que actualmente una de las tendencias más fuertes a la hora de considerar las funciones del sueño es la de regulador de las funciones orgánicas. Este fenómeno de regulación no es más que una descarga alostática.

Por otro lado, el dormir también fija la memoria, influye en la recuperación de las funciones cognitivas, etc. Es decir, equilibra el organismo y el Shen.

Me gustaría explicar una de las teorías que estudia en profundidad la Psiconeuroacupuntura en este asunto, y es la teoría de carga y descarga, pues es una forma de entender este mecanismo de un modo mucho más profundo.

Carga y descarga:

Gran parte de la teoría china se basa en la observación de todos los fenómenos que acontecen en la naturaleza. Sabemos que todos ellos se rigen por esta tercera ley; siguiendo esta idea podemos observar cómo todo late al ritmo del Yin-Yang, de carga y descarga: el corazón se expande (Yang), y se contrae (Yin), el pulmón hace lo mismo, el líquido cefalorraquídeo, las células… las montañas crecen y se expanden (Yang), y con el paso del tiempo se contraen, se erosionan (Yin), la energía tiende a acumularse para luego disiparse. Esto es un fenómeno universal. La teoría del Yin-Yang explica y describe este ciclo de manera formidable.

En resumen, todo late según el Yin y el Yang, el uno se trasforma de forma armónica en el otro a través del mecanismo de carga y descarga. Un polo, sea este Yin o Yang, se carga para posteriormente descargarse y convertirse en el otro. Ley de crecimiento y decrecimiento. La salud sería, pues, un orden entre esta carga y descarga, entre este Yin-Yang. Si a través de los meridianos se da una correcta carga y descarga del Qi, los mismos no sufren y no se deforman, y por lo tanto no manifiestan dolor. El dormir sirve como mecanismo de descarga.

Todo tiene un ritmo, que W. Reich[iv] nos explicó con su ecuación siguiente:

Tensión – Carga – Descarga – Relajación

Todo el sistema autónomo se basa en esta función: el corazón, los intestinos, la vejiga, los pulmones, funcionan con este ritmo, por no hablar de otras mil funciones orgánicas como la división celular, la digestión, las frecuencias cerebrales… todo. Esta ecuación de Reich habría que modificarla de la siguiente forma:

Tensión – Carga – Descarga – Relajación (si no se cronifica) o Descarga incompleta – Carga alostática – Síndromes de desgaste

El sueño es un mecanismo fisiológico de descarga, por ello es tan importante la información de la calidad del sueño para entender el desgaste de nuestros pacientes. Otra cosa es el contenido onírico que nos proporcionara la herramienta para ayudar al organismo a este fin. La descarga completa.

Cuarta ley: Ley de Intertransformación.

La ley dice que una energía Yin o una Yang, si es llevada a su extremo, puede transformarse en la otra, o al menos dar signos de ella. Un ejemplo en fisiología sería la fiebre: imaginemos 41 grados de temperatura; el sujeto experimentará sed, color facial rojo, congestión, etc. Todo esto se relacionaría con la parte Yang. De este cuadro se podría evolucionar a otro de frío, agnosia, palidez… es decir, todo lo contrario. Esto es un principio muy importante en medicina.

Esta ley es importantísima, pues si bien en ella encontramos la explicación al fenómeno extraño de la actividad cerebral en el sueño, decimos que dormir es una acción Yin, es decir máximo reposo, pero sabemos que cuando dormimos sobre todo en la fase MOR (más adelante explicaremos este fenómeno, movimientos oculares rápidos, también llamada REM), la actividad de nuestro cerebro es tan activa como cuando nos encontramos en estado de vigilia, es decir, aquí se encuentra esta ley de intertransformación. Siempre existe Yin dentro del Yang, y Yang dentro del Yin.

Después de explicar estas dos teorías me gustaría exponer otro concepto importante, el Shen, pero desde la teoría de la PNA. Este concepto es muy importante en nuestros modelos. Aquí solo describo sus partes; si el lector está interesado en el estudio profundo del mismo le recomiendo la lectura del libro antes citado: *Fundamentos de Psiconeuroacupuntura.*

2.4 El Shen.

Podemos decir que el Shen está concebido por varios fenómenos que no se pueden entender como fenómenos aislados, sino como un gran epifenómeno. Sin embargo, no podemos estudiarlo en profundidad si no lo descomponemos en partes. Al descomponerlo nos podemos confundir y pensar que es *algo*, algo físico, y caer en la trampa, el error categorial. El Shen está compuesto por cosas materiales como el cuerpo y el entorno, y por interacciones, fenómenos emergentes de estas cosas. Para intentar entender qué es el Shen lo que vamos a hacer es ir presentando sus partes, pero recuerden: **el Shen es un fenómeno emergente de estas partes.**

La primera división que vamos a realizar será la siguiente:

El Shen lo dividimos en dos: Shen Yin y Shen Yang. El Shen Yin será la estructura que da soporte al fenómeno de lo mental-emocional, será el cerebro y el cuerpo. Entendemos que el cuerpo es parte de nuestra mente-Shen, o que la mente-Shen es parte del cuerpo. El Shen Yang hará referencia a los fenómenos mentales, a sus efectos, que emergen del Shen Yin y viceversa. Este punto es importante porque para nosotros el Shen emerge del cerebro-cuerpo y del entorno. Pero no es el cerebro ni el cuerpo, es una interacción entre este y su entorno. El

Shen Yang, a su vez lo vamos a dividir en Shen mental y en Shen social (entorno).

Shen Mental:

El Shen-mental está compuesto por nuestras funciones psicológicas que emergen del Shen Yin, a saber:

Las 5 emociones.

Las 5 cogniciones.

Los 5 rasgos.

El Shen Social:

El Shen-social será todo aquello que sucede fuera de los límites del cuerpo y que afecta al Shen total del sujeto, actuando como factor epigenético. No podemos perder de vista que el Shen-social forma parte del mismo Shen general del sujeto. Esto es uno de los puntos importantes de la PNA: para nosotros, el Shen es todo. No nos limitamos al cuerpo, trascendemos muchas limitaciones que imponen las diferentes escuelas de psicología. Esto da valor propio a este nuevo paradigma. Si la bioenergética de Reich y Lowen añadía la estructura muscular a los fenómenos psicológicos, nosotros añadimos conceptos que van un poco más allá, que el modelo propio de la MC avala, haciendo que surja esta nueva visión de la realidad.

Como el lector estará viendo, estoy presentando diferentes teorías de la MC para ir construyendo una amalgama de saberes que luego haré confluir en un objetivo común: el contenido onírico. Siguiendo con este objetivo, y una vez explicado el Shen brevemente, me gustaría explicarle al lector no especializado en MC que esta disciplina posee un conocimiento propio de la fisiología, de los órganos y entrañas. Sí, ha leído bien. Para la MC las funciones fisiológicas de los órganos (Zang) y entrañas (Fu) no son exactamente las mismas que las que estudiamos en biología occidental. ¿Cómo puede ser esto? La MC desde sus orígenes desarrolló una teoría sobre el cuerpo diferente a la occidental y congruente con su modelo de visión del cuerpo, y no solo del cuerpo, sino de todo el universo. Por ello, ciertas funciones nos podrán sorprender; no obstante en este libro no puedo justificar el porqué de estas relaciones y funciones fisiológicas, pues excede el contenido del mismo. Más bien tendría que escribir uno dedicado a este tema. Sin más le pido al lector que simplemente entienda estas relaciones y si es escéptico, cosa que comprendo, revise lecturas especializadas en este tema para disipar en la medida de lo posible este lógico escepticismo.

Lo primero que quiero que el lector tenga en cuenta para entender algunas ideas sobre lo que luego desarrollaré es la función fisiológica del hígado.

2.5 El hígado: almacena la Xue en reposo.

En medicina china se dice que el hígado, o mejor dicho, la fase Madera, tiene una función específica con la sangre/Xue. Cuando dormimos, la sangre/Xue se almacena en el hígado.

«Cuando el cuerpo está en reposo la sangre vuelve al hígado, cuando el cuerpo está en actividad la sangre vuelve a los músculos». (G.Maciocia)

Por este motivo se dice que tiene que haber la sangre/Xue suficiente para poder conciliar el sueño. Esto nos ayuda a encontrar en este fenómeno una explicación tanto en la fisiología oriental como occidental de la siguiente hipótesis: Si hay una insuficiencia de sangre o una insuficiencia de Yin, el sueño se ve perturbado. Puede ser esto por tanto el origen de algunos tipos de insomnio.

Por otro lado, tenemos que saber que el órgano de los sentidos que pertenece a la Madera son los ojos. Los ojos son lo único que se mueve cuando estamos soñando en la fase REM. Los ojos… qué casualidad, justo el órgano de los sentidos que la medicina china atribuye a la esfera del hígado, Madera.

CAPÍTULO 3:
NEUROCIENCIAS Y SUEÑO

Voy a intentar en este capítulo exponer ciertas teorías de las neurociencias que nos apoyen en nuestra tesis final. Para empezar, debo decir que no hay un consenso total dentro de las neurociencias en este asunto. Por mi parte, a través de mi formación en neuropsicología me centré en las teorías de Hobson que hasta el día de hoy y según los artículos que he revisado siguen teniendo bastante apoyo. Sin embargo, no son las únicas. Es importante para desarrollar un modelo teórico disponer de unas bases lo más constatadas posibles por la evidencia científica. Por ello voy a exponer brevemente el panorama científico de este asunto.

Si ya existe una teoría importante sobre el sueño, a saber el psicoanálisis, ¿por qué desarrollar otra? Es más, la misma medicina china nos habla de la interpretación de los sueños de una forma poética y mística. Como vimos en el capítulo primero, es evidente que no estoy de acuerdo con estas formas de interpretar los sueños, ni con la MC, ni con el psicoanálisis y sus diversas escuelas (no estar de acuerdo no quiere decir que las rechace, solo que no las utilizo en mi modelo, por diferentes motivos que iré presentando). Las neurociencias nos están desvelando otro camino, y lo más curioso es que con las teorías del capítulo dos, en PNA desarrollamos un nuevo enfoque, uniendo oriente con occidente desde una perspectiva nueva.

3.1 La revolución REM

Nathaniel Kleitmann, de la Universidad de Chicago, fue el primero en atribuir el movimiento ocular rápido REM, *Rapid Eye Movement*, o MOR en español, a los sueños. Postuló que cuando los ojos se mueven, las personas están soñando. Los EEG (electroencefalogramas) descubrieron que en esta fase existe mucha actividad cerebral. Las neuronas envían una tasa de actividad similar al estado de vigilia, sin embargo se descubrió que la musculatura estaba relajada, a excepción de ciertas zonas, siendo los ojos unas de ellas. A esta contradicción entre la gran actividad cerebral y el relajamiento muscular se le llamó *sueño paradójico*.

Kleitmann y Aserinsky descubrieron que cuando se despierta a un sujeto en pleno REM, la tasa de recuerdos de los sueños es del 80% al 90%. Si se despertaba en otras fases, las tasas de recuerdo caían a un 5% o 10%. Importante tener en cuenta estas tasas, pues nos podemos preguntar si en la fase No-REM también se sueña. Creo que el gran descubrimiento de las teorías de los sueños hizo que la investigación se centrara solo en la fase REM, dejando descuidada la No-REM.

«El vívido recuerdo que se logra cuando un sujeto era despertado en medio de la noche mientras sus ojos se movían era casi un milagro. Parecía... abrir un mundo nuevo e interesante a los sujetos, cuyos únicos recuerdos previos al sueño habían sido recuerdos vagos por la mañana. Ahora, en lugar de algunas ojeadas fugaces al mundo de los sueños en cada noche, el sujeto podía recordar hasta unos diez o doce sueños por la noche». Dement, (1978)

3.2 El sistema de activación reticular ascendente.

Fue Michel Jouvet, de la Universidad de Lyon en 1962, quien descubrió que en los gatos, cuando los músculos se relajaban durante el sueño, una zona del tronco encefálico permanecía activa. Si destruía esta zona conocida como puente, desaparecía la relajación y los movimientos de los ojos. Lo siguiente que hizo fue colocar electrodos a los gatos en esta zona pontina, consiguiendo generarles el movimiento REM. Descubrió así que el sueño REM se manifiesta en una zona cerebral muy arcaica, el tronco cerebral.

En PNA disponemos de una teoría que es la de los tres Jiaos, que se relaciona directamente con la teoría de las neurociencias del cerebro triuno. Por lo tanto, el control del movimiento REM se da en el San Jiao inferior (tronco cerebral).

Me gustaría comentar una teoría que fue bastante influyente durante un tiempo: la llamada teoría de Bremer. Según este autor, el sueño se produce por una reducción de la aferencia sensorial al encéfalo anterior. Bremer aplicó la prueba de cerebro aislado en gatos, como vemos en la fotografía. Esta técnica consiste en una disección del tronco cerebral caudal. Esta maniobra quirúrgica separa el cerebro del resto del

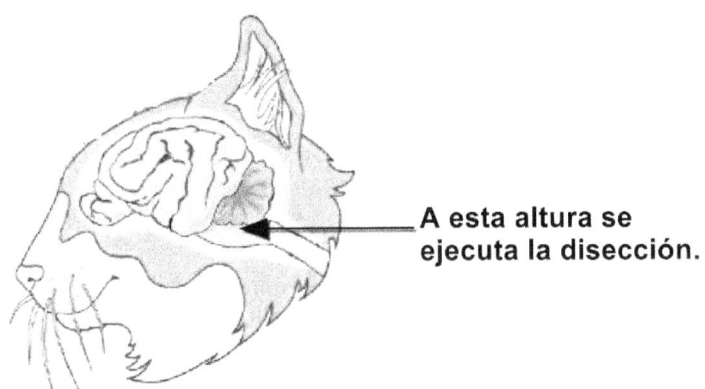

A esta altura se ejecuta la disección.

sistema nervioso con el fin de desconectar el encéfalo anterior de las señales sensoriales ascendentes.

Se descubrió que el EEG cortical de cerebros aislados de gatos presentaba sueños de ondas lentas de manera casi continuada, es decir, solo estaba en fase Yin.

Únicamente cuando existían estímulos visuales u olfativos muy fuertes podía cambiarse la actividad continua de ondas lentas y elevada amplitud a la de un EEG desincronizado (baja amplitud y alta frecuencia), pero tenía que forzarse. La teoría de Bremer es catalogada como una teoría pasiva, porque no propone ningún mecanismo de regulación activa del sueño: considera el sueño como una consecuencia pasiva de la disminución de la entrada de señales sensoriales al cerebro anterior.

La teoría sensorial pasiva de Bremer fue desplazada por la teoría por la cual el sueño es regulado de manera activa por un mecanismo de activación en la formación reticular ascendente.

Allan Hobson y Robert McCarley, Universidad de Harvard, presentaron en los años 70 dos teorías muy interesantes y complementarias entre ellas sobre la neurofisiología del sueño: una hace referencia al modelo de «interacción recíproca», las fases REM y los sueños a ellas se asocian se activan y desactivan a través de vías nerviosas específicas, que se establecen en el puente, a estas células del puente les llaman REM-On y REM-Off; estas células interactúan recíprocamente entre ellas, se controlan la una con la otra.

En el puente tenemos pues células Yang REM-On y Yin REM-Off, ahora tendríamos que saber qué puntos de acupuntura pueden influir sobre estas estructuras.

Las células REM-On utilizan como neurotransmisor la acetilcolina; este neurotransmisor en ciertos lugares del cerebro puede activar ciertos patrones de activación.

Las células REM-Off liberan noradrenalina y serotonina, dos neuro-transmisores aminérgicos que detienen estas señales.

Además, Hobson y McCarley descubrieron que no solo se activaban estas neuronas del puente, sino también las de ciertas zonas del córtex y sobre todo del sistema límbico, es decir el centro emocional de cerebro. Esto les llevó a formular el modelo «Activación-Síntesis», que postula lo siguiente: Las imágenes oníricas liberan impulsos nerviosos aleatorios, producidos por las células REM-On a través de la descarga del neurotransmisor acetilcolina. Con estas señales aleatorias el cerebro durmiente intenta hacer exactamente lo que sabe hacer, es decir, con la información entrante le da el sentido que puede. A esto Hobson lo denomina la *fase de síntesis*.

La teoría de Hobson es muy importante, pues nos da pie a postular qué puntología puede intervenir en estimular las células REM-On y qué puntos activan las células REM-Off, sobre todo con fines de investigación y aplicación de posibles terapias, en patologías relacionadas con el dormir y el sueño.

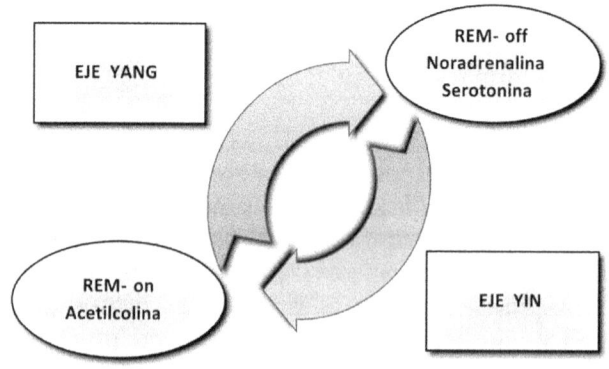

Es importante decir que a la teoría de Activación-Síntesis propuesta por Hobson a nuestro entender se queda corta en varios aspectos que iremos presentando más adelante, no sin antes explicar mejor algunos pormenores, pues hoy en día los avances en la investigación del sueño han llegado un poco más lejos que la teoría de Hobson. Aunque la teoría de estos autores es un duro golpe a la interpretación de los sueños freudiana y otras, los sueños no son más que viajes nocturnos resultado de unos mecanismos de acoplamiento reactivo entre distintos neurotransmisores localizados en el puente y regulados de forma independiente, ni los centros superiores, ni la corteza intervendría en ellos. Es decir, el modelo de Freud en *La interpretación de los sueños,* en la cual postula que nuestras visiones nocturnas están desencadenadas por deseos inconscientes, queda relegada y cuestionada con los descubrimientos de la neurociencia, pues la corteza no participa, sino que se activan las bases más primitivas del cerebro, donde no se puede dar esa memoria inconsciente que postulan Freud y sus seguidores.

Así pues, la alternativa moderna a la teoría freudiana de los sueños es la teoría de la Activación-Síntesis de Hobson. Esta se basa en la observación de que durante el sueño REM muchos circuitos del tronco cerebral se activan y bombardean la corteza del encéfalo con señales nerviosas. La esencia de esta teoría de Activación-Síntesis es que *«la información suministrada al contexto durante el sueño REM es ampliamente azarosa, y que el sueño resultante es el esfuerzo de la corteza para dar sentido a estas señales azarosas.»* (A.Hobson).

Quiero comentar que hoy en día esa presunción de que los sueños solo se dan en la fase REM no es del todo correcta. David Foulkes, Universidad de Wyoming, lo demostró cambiando la forma de preguntar a los probandos. Del 5% al 10% que antes respondían que se acordaban de algo, se pasó al 17%. Como vemos, la cantidad sigue siendo muy baja comparada con el sueño REM del 90%, además es importante saber que los recuerdos de estas fases son lógicos y están bien construidos, aparte de ser mucho más cortos. Sin embargo, esto desencadenó en la historia de la neurociencia del sueño un gran revuelo, pues se demostraba que, aunque fuera en pocas personas, también se soñaba en la fase no-REM. Esto cuestionó también el postulado de que el sueño se inicia en el tronco cerebral.

Y como viene siendo habitual en neuropsicología, esta ciencia muchas veces avanza por la desgracias de las personas. En este caso, una esquirla de granada alojada en el tronco cerebral de un sujeto desencadenó un descubrimiento desconcertante.

En 1982, un hombre acudió al laboratorio del sueño en la Universidad de Tel Aviv. Allí, el Dr Pérez Lavie descubrió que tenía alojada en la zona pontina una esquirla de granada que le había destruido toda esta estructura, y sin embargo a través de los EEG descubrió que sí que había dormido pero no presentó ninguna fase REM. En cambio se quejaba de sufrir terribles pesadillas. Esto no podía suceder según la teoría vigente de esa época. Lavie escribió:

«Si realmente dormía sin tener fase REM, mi situación era como la de un cardiólogo que intentara escuchar el sonido cardiaco de su paciente, y al hacerlo, se diera cuenta de que éste carecía de latido alguno».

El equipo de Tel Aviv se preguntaba cómo era posible que el paciente fuera atormentado por las noches por pesadillas y sueños aterradores. ¿Dependía entonces el control de las fases REM y los sueños de dos mecanismos separados?

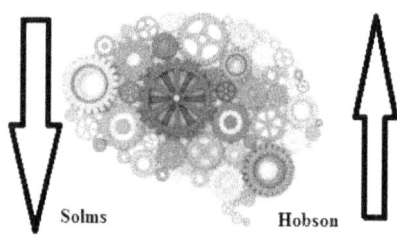

Mark Solms, de la Universidad de Londres, se dedicó a investigar pacientes que presentaran lesiones en esas zonas para intentar explicar qué estaba sucediendo. Sus conclusiones dejan claro que independientemente de la fase REM y de sus generadores, en la zona pontina comparten espacio diversas partes del cerebro, en este caso el córtex.

Mark Solms postuló por lo tanto una teoría diferente a la de Hobson: los sueños se dan de zonas superiores a zonas inferiores. Sabemos que la información referente a los estímulos del exterior se halla suprimida en el sueño. En sustitución, determinadas áreas superiores del córtex generan imágenes oníricas que atraviesan las mismas estaciones que los estímulos externos, pero siguiendo un orden inverso.

Según Solms, las regiones primitivas (tronco encefálico) se ocupaban de la fase REM, pero los sueños se producían en las regiones que para Hobson y McCarley[v] solo constituían un mero receptor pasivo sin sentido.

Como vemos, tenemos un autentico Solms *vs* Hobson o psicoanálisis *vs* neurociencia. Solms quería comprobar la tesis psicoanalítica y por lo tanto había limitado su investigación a las zonas donde más interés podía tener. No pasó mucho tiempo antes de que Hobson demostrara ciertas inconsistencias: observó que las escenas nocturnas que Solms describía se solían olvidar a la mañana siguiente, así que el debate seguía. Finalmente, llegó la década de los 90 y las imágenes en neurociencia hicieron que muchas dudas se aclarasen. En 1997, Allen Braum, del Instituto Nacional de Salud de Bethesda, demostró que usando imágenes TEP mientras dormimos, ninguna señal se procesa del exterior. Sin embargo el córtex frontal está silente en el trascurso del sueño REM. Esto contradice la tesis psicoanalítica de Solms (Gerdard Klösch, Ulrich Kraft), para quienes los sueños surgían de la corteza frontal. Según las imágenes, una actividad especial se detecta en el sistema límbico en el sueño REM, que se empapa de sentimientos. Yo digo que son emociones traspasando al resto del cerebro, lo que hace que los sueños se muestren con mayor emotividad.

Esto es muy importante, pues junto con la teoría de Hobson mas los trabajos de Allen Braum nos dan una nueva hipótesis de trabajo en Psiconeuroacupuntura. Allen, al igual que Hobson, demuestra que es el San Jiao inferior el iniciador del REM, y Allen agrega que según los TEP estas señales se «empapan» de los sentimientos. Importante que el lector entienda este punto, pues es básico en nuestra posterior teoría.

3.3 Memoria.

Hay otra zona que presenta mucha actividad en el sueño REM: el hipocampo. El hipocampo es una de las zonas donde sabemos que más se procesa el almacenamiento de memoria. La memoria es otra cognición importante en mi teoría. De momento vamos a desarrollar esta idea a nivel del sueño. ¿Quiere decir esto que soñamos para aprender? Hoy en día sabemos que las personas que duermen bien después de un día de estudio, mejoran el almacenamiento de este, indicando el papel decisivo que tiene el descanso después de un día de aprendizaje.

La fase REM parece fundamental en el aprendizaje visual y motor. Como afirma Pierre Maquet de la universidad de Lüittch, hoy sabemos que durante la noche se establecen nuevas conexiones entre las células nerviosas. Sin embargo, hay otros estudios que señalan que soñamos para olvidar. Francis Crick, del instituto Salk de San Diego, y G. Mitchinson, de la Universidad de Cambridge, han demostrado que soñamos para olvidar todo aquello que durante el día hemos aprendido y no nos es útil. Postulan que el soñar es como un programa de autolimpieza. Nos encontramos aquí ante otro enfrentamiento: aprendizaje *vs* autolimpieza. Nosotros nos inclinamos por aprendizaje, pues la memoria es muy importante en nuestra teoría. ¿Por qué es tan importante la memoria en nuestra teoría? Pues porque esta aumenta con las emociones, y esto tiene que ver mucho con nuestra hipótesis final. Pero antes de seguir ampliando contenido vamos a seguir documentando nuestro trabajo.

Las más recientes investigaciones[vi] (R. Stickgold y J. M. Ellenbogen) han demostrado que mientras dormimos nuestro cerebro procesa la información, repara y estabiliza los recuerdos recientes. Fueron los trabajos de Avi Karni y Dov Sagi del Instituto de Weizmann de ciencias en 1994, en Israel, los que demostraron que cuando los sujetos experimentales dormían toda la noche obtenían mejores resultados en la discriminación de objetos que habían visto el día anterior, pero esto solo ocurría cuando habían tenido una dosis normal de sueño REM[vii]. Cuando los probandos eran privados de sueño REM, tal mejora disminuía. Por lo tanto, la memoria aumenta en el sueño.

Tengo que decir que aquí no queda claro que la memoria se mejore solo en la fase REM. Stickgold, en el 2000, demostró que el sueño REM no era solo el implicado en la memoria, sino que otras fases del sueño eran igualmente importantes. Dicho de otro modo, el sueño en todas sus fases hace algo para mejorar el recuerdo. Decir que en PNA la memoria la relacionamos con la fase Agua[viii] ; esta fase es la más Yin de nuestro cuerpo. No es de extrañar que otras fases del sueño que son por naturaleza más Yin que la fase REM estén implicadas en la memoria. Como vemos, los descubrimientos son congruentes con nuestros postulados.

3.4 La desconexión del Shen.

Lo curioso es que el tono muscular en todo el cuerpo está muy deprimido cuando estamos en la fase REM, o mejor dicho, bloqueado. Se sabe que el locus cerúleo o *locus coeruleus* se proyecta en el núcleo bulbar gigantocelular, que a su vez se proyecta sobre las motoneuronas espinales, liberando glycina que inhibe la actividad. Esto produce la llamada parálisis del sueño.

Pero lo más curioso de todo esto es que todos los músculos están inhibidos menos los de los ojos, que se mueven de forma rápida (hay otros grupos que tampoco están inhibidos como los del oído, el diafragma, etc…).

Con respecto a la parálisis del durmiente, es algo fundamental, ya que se podría dañar al moverse como se movería en el sueño. Las neuronas del *locus coeruleus* y en concreto las del tipo I siguen activas durante todo el día, por lo que podemos considerar el sueño paradójico como consecuencia de un ritmo propio del sistema reticular.

3.5 Las fases del sueño.

Como sabemos, hoy en día gracias a las técnicas modernas de diagnóstico tales como electroencefalogramas (EEG), electrooculograma (EOG) y el electromiograma (EMG), se ha podido estudiar de forma científica el proceso fisiológico del sueño. Se sabe que en el estado de vigilia hay mucha frecuencia neuronal y en cambio poco voltaje de la transmisión neuronal, es decir, existe mucha frecuencia y poco voltaje, ondas ß (rápidas y de baja amplitud); aunque cuando una persona está con los ojos cerrados o relajada se pasa a un estado alfa α, los músculos están en estado tónico.

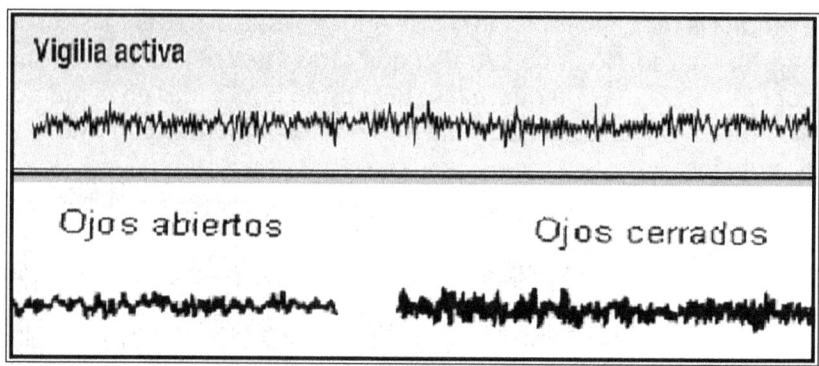

Vigilia activa

Ojos abiertos   Ojos cerrados

Podemos deducir, como dijimos en los capítulos anteriores, que la frecuencia se asocia con el Yang, mientras que el voltaje se asocia con el Yin. Por la forma de las ondas, a más velocidad más Yang y viceversa, a más lentitud más carga Yin. Como podemos ver, en el estadio 1 del sueño aumenta el Yin.

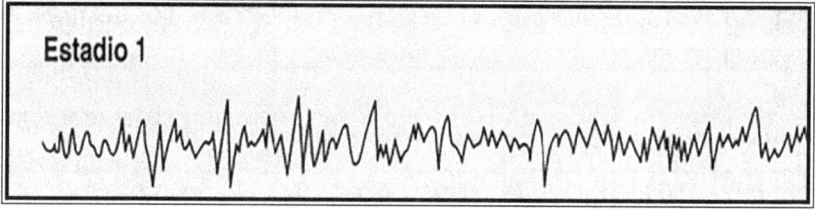

Estadio 1

Ahora vamos a ir explicando qué hay o qué sucede en cada estadio del sueño.

Estadio 1º:

Cuando los ojos se cierran, pasaríamos al estado de somnolencia. El Yang debe de calmarse. En medicina china se dice que durante el sueño la sangre se almacena en la fase Madera (2.4). Por ello, si hay un exceso de Yang, es decir, de actividad, no se puede conciliar el sueño.

Por otro lado, sabemos que cuando se pierde sangre/Xue como puede suceder en una hemorragia, las personas dicen que se sienten somnolientas. No digo que este sea el mismo mecanismo, pero al recogerse la sangre/Xue en el hígado, esta desciende en la periferia, siendo este uno de los mecanismos bioenergéticos que nos inducen al sueño. Además, otro dato importante es que en este estadio también se manifiestan ciertas alucinaciones, tanto en la entrada como en la salida de esta fase. Como sabemos, el Shen descansa en la Xue; cuando esta desciende el Shen puede desestabilizarse y surgen esas alucinaciones fisiológicas.

En esta fase solemos estar un 5% del tiempo del sueño. Todos los que practicamos medicina china sabemos que si el sujeto sufre de Fuego de Corazón, de Shi de Yang de hígado, etc., el sueño será difícil de conciliar. Lo mismo pasa si tenemos una Xu Yin; la etiología será diferente pero el resultado será el mismo: el Yin no podrá calmar el Yang. *(Ver esquema)*

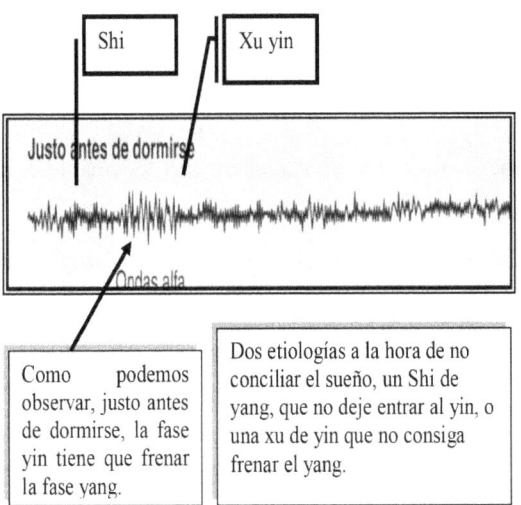

Como podemos observar, justo antes de dormirse, la fase yin tiene que frenar la fase yang.

Dos etiologías a la hora de no conciliar el sueño, un Shi de yang, que no deje entrar al yin, o una xu de yin que no consiga frenar el yang.

En cuestión de fisiología sabemos que las ondas alfa, que son esos estallidos Yin, empiezan a aparecer en el EEG, ondas de alto voltaje y baja frecuencia. Las ondas alfa frenan a las beta.

Estadio 2º:

En esta fase solemos estar el 50% del tiempo. Si el sistema energético está en equilibrio, entramos pues en el estadio 2º del sueño. Vemos que es diferente al estado de vigilia, también llamado sueño ligero. El ritmo cardiaco y la respiración disminuyen: el Yang de estos órganos disminuye. Empiezan las ondas theta y aparecen los husos del sueño y complejos K. Aquí se manifiesta la cuarta ley del Yin Yang: intertransformación. Dentro del Yin hay Yang, y dentro del Yang hay Yin.

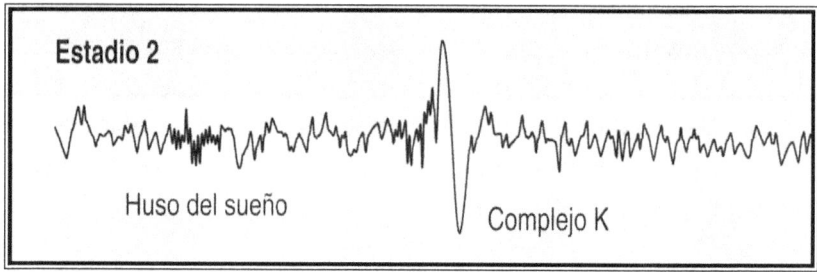

Estadio 2

Huso del sueño   Complejo K

Los husos del sueño son conjuntos de ondas de entre 12 y 14 Hz que suceden varias veces por minuto entre las fases 1 y 4 del sueño. Los complejos K son ondas agudas que aparecen de forma abrupta y actúan como mecanismo de inhibición para que el sujeto no se despierte. Son las ondas más Yin, que como veremos están en la última fase del sueño.

Que exista Yin dentro del Yang y viceversa es un mecanismo que da consistencia a la estabilización de los opuestos. Es como el pegamento que los mantiene siempre unidos. De este modo, sufrimos variaciones en el tráfico cerebral, períodos de calma y súbita actividad, lo cual hace más difícil despertarse. Como vemos en fisiología del sueño nos mantiene dormidos, pero a nivel de otros fenómenos mantienen su estabilidad.

En algunos casos, se llega a un proceso en el cual nuestras pulsaciones son extremadamente bajas y el sueño es tan profundo que el cerebro presenta dificultades para registrar contacto con el cuerpo, el Yang está tan desconectado que el Shen manda un impulso para corroborar que dicha conexión entre el cerebro y el cuerpo esté en normal funcionamiento. Este impulso produce una reacción, un violento y rápido movimiento del cuerpo. Este es un fenómeno que se conoce como *soñar que caemos*.

Estadio 3°:

Es una fase de transición que lleva a estados más profundos.

Estadio 4°:

En este estadio se dan las ondas delta. Son las más grandes y lentas de las ondas del EEG, las ondas más Yin del Shen.

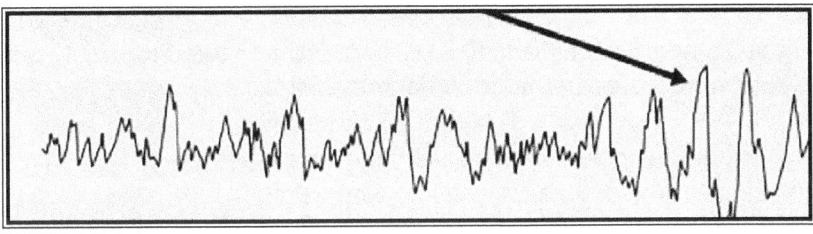

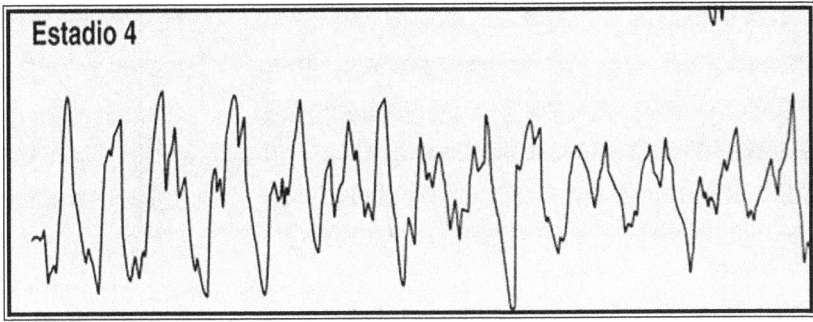

Se permanece un 20% del tiempo de sueño en este estadio, en el que existen muchas ondas delta; es la fase más Yin del organismo, el estado del Shen más Yin que podemos alcanzar. Y es justo aquí donde se dan los terrores nocturnos.

Tenemos que saber que los terrores nocturnos no son pesadillas, son estados donde se puede observar al sujeto gritar y tener una conducta que nos confunde, pues pensamos que está soñando y no es así. Está sufriendo un terror nocturno. Al ser la fase más Yin es la más Agua del Wu Xing, y como curiosidad, justo en el Agua es donde se da el miedo.

La teoría china dice que durante el sueño Yin todo el organismo se recupera. Los textos antiguos comentan que el sueño sirve para recuperar el Jing. Esto sería más o menos lo que predice la teoría de la recuperación citada más arriba. El estadio tercero y cuarto se denominan estadios de ondas lentas (SOL). Al ser los estadios donde menos Yang hay, la temperatura desciende y se libera la hormona GH, la hormona del crecimiento, que es la que produce la materia.

Una vez se alcanza este estado se vuelve atrás, atravesando todos los estadios anteriores, como vemos en el hipnograma posterior. Este hipnograma se ajusta a la tercera ley del Yin-Yang, crecimiento y decrecimiento.

En resumen: hoy en día se tiene casi confirmado científicamente que el sueño o el dormir tiene dos funciones básicas:

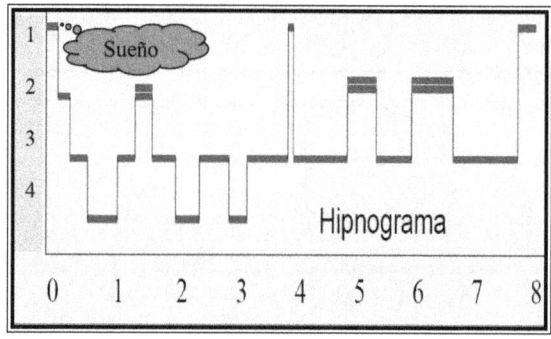

Sueño No-REM o delta:

- Ayuda a restaurar los tejidos del cuerpo.

- Representa un papel en el proceso de crecimiento (GH) y prolactina.

- Conserva energía para el día (temperatura corporal baja).

Sueño REM:

- Interviene en el procesamiento de la información. Se sabe que la existencia de las ondas theta hipocampales, y justamente el hipocampo, se relaciona mucho con la memoria.

- Sirve como estímulo para el desarrollo y preservación de las vías nerviosas.

A nivel general:

El dormir además estimula el Wei Qi, es decir, nuestro sistema defensivo. Se ha demostrado por vía experimental que durante el sueño aumentan el número de células asesinas NK y se aviva la actividad de los macrófagos y lifoncitos T, por lo tanto se sabe que el sueño estimula en sistema inmunológico (Jan Born, Zulley).

Además de mejorar el Wei Qi, sabemos que el sueño estimula la función del Bazo/estómago (fase Tierra). Los reajustes del sistema hormonal durante el sueño ayudan a que nos mantengamos esbeltos: se sabe que a menos horas de sueño más facilidad para engordar, ya que se nos debilita el Qi de Bazo y este genera más humedad. Médicos de la Universidad de Chicago se ocuparon de este tema en el 2004: durante seis días sometieron a once estudiantes a una falta de sueño (solo cuatro horas de sueño) y a continuación determinaron los niveles sanguíneos de leptina, la hormona de la saciedad. Esta había disminuido hasta una quinta parte de su valor normal, mientras que la que se ocupa de la estimulación del apetito, ghrelina, había aumentado casi un tercio. La consecuencia de esto fue un hambre atroz.

Por lo tanto, el sueño:

- Estimula el Wei Qi.
- Tonifica la Tierra.

Nos basamos, pues, en tres descubrimientos importantes sobre las bases neurológicas del sueño:

En el sueño onírico no se da un estado de quietud del Shen, sino más bien todo lo contrario. Tradicionalmente se pensaba que, dado que el cuerpo está inactivo durante el sueño, el sueño es un estado de quietud nerviosa general. Pero hoy por hoy gracias a las nuevas tecnologías se ha puesto de manifiesto que esto no es así.

Se ha descubierto que en el encéfalo existen circuitos promotores del sueño. La teoría del sueño del S. A. R. A. (Sistema de Activación Reticular Ascendente) sugiere que el sueño es consecuencia de los bajos niveles de actividad de aquellos circuitos cuya función principal es el mantenimiento del estado de vigilia. Esta idea cambió tras el descubrimiento de que la estimulación cerebral es capaz de inducir el sueño y que algunas lesiones cerebrales pueden alterarlo. Ambos descubrimientos sugieren que hay estructuras en el encéfalo cuya función es la de proveer el sueño. Una de las estructuras promotoras del sueño se localiza en el tronco encefálico caudal (en el puente y bulbo raquídeo). Al anestesiar o al enfriar el tronco del encéfalo caudal, se provoca el despertar inmediato de gatos dormidos.

Los diferentes correlatos del sueño pueden disociarse. La mayoría de las teorías neurofisiológicas del sueño han tratado el sueño REM y el sueño de ondas lentas como una sola entidad; sin embargo, existen datos de que los cambios fisiológicos que definen el sueño REM a veces se separan y siguen su propio camino. Lo mismo ocurre con los cambios que definen el sueño de ondas lentas. El sueño REM, el sueño de ondas lentas y la vigilia no están controladas por un mecanismo único cada uno: cada estado parece resultar de la interacción de una variedad de mecanismos capaces de funcionar de manera independiente unos de otros bajo determinadas condiciones.

Después de este capítulo me gustaría desarrollar la idea que tenemos en PNA sobre las emociones, pues para llegar a entender este libro deberemos comprender en profundidad este asunto.

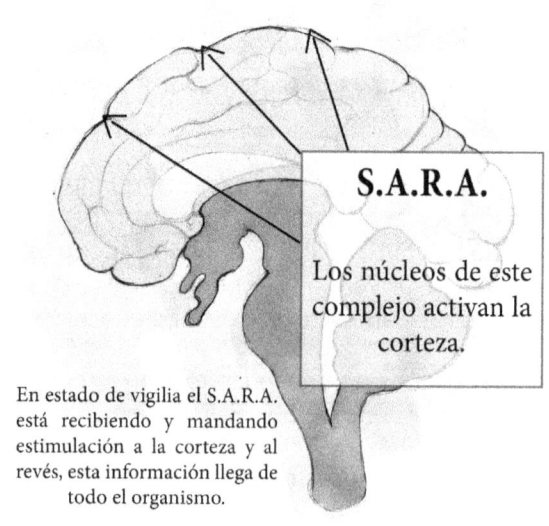

S.A.R.A.

Los núcleos de este complejo activan la corteza.

En estado de vigilia el S.A.R.A. está recibiendo y mandando estimulación a la corteza y al revés, esta información llega de todo el organismo.

CAPÍTULO 4:
LAS EMOCIONES

Antes de nada tenemos que definir qué es una emoción. Según el diccionario, una emoción es «*un estado afectivo que trasforma de modo momentáneo pero brusco el equilibrio de la estructura psico-física del individuo*»[ix]. Esta definición describe muy bien sus funciones, en palabras de Raspall[x]: «*La emoción es un impacto que, al tomar lugar, es imposible de no ser reconocido en la experiencia*». Por lo tanto, entendemos que la emoción produce en todo organismo que la homeostasis fisiológica sea momentáneamente desviada para generar cambios a nivel del organismo, tales como variantes respiratorias, circulatorias, hormonales, neuromusculares y otras. ¿Puede entonces una emoción influir en el contenido onírico? Yo pienso que no solo puede influir, sino que es la protagonista del mismo. Pero antes, tenemos que matizar bien **qué es una emoción**.

Sabemos que, según A. Braun, la zona pontina manda una ráfaga de estimulación que se *empapa* de sentimientos. Yo decía que no eran sentimientos, sino emociones. Esta ráfaga de corriente que en un principio es neutra, al pasar por la zona límbica (San Jiao medio), se embebe de esta estimulación emocional, generando algo muy importante para nuestro trabajo, pues mi hipótesis se basa en parte en la idea de *empapamiento emocional* propuesta por A. Braum, que desarrollaré en su momento.

Como el lector estará advirtiendo, continuamente hago referencia a la teoría del San Jiao y su relación con el cerebro triuno, creo que es necesario exponerla en este punto para no dar lugar a confusiones teóricas, pues tenemos que localizar dónde se dan estas emociones a nivel cerebral.

4.1 San Jiao. Cerebro Triuno.

El San Jiao sería un Fu (entraña) para la teoría de la medicina china. Sin embargo, y esto es importante, el San Jiao no es en realidad un órgano como puede serlo la vejiga o los intestinos, sino más bien una función. Una función de integración que une a todos los sistemas del cuerpo. La literatura clásica nos habla del San Jiao de forma un tanto difusa, usando metáforas algo imprecisas. En MC se dice que «tiene nombre pero no tiene forma». Si esto es así, si algo no tiene forma, deja de ser *algo* por su misma definición, y si el San Jiao no es *algo* solo puede ser entonces una interacción. En este caso, esta interacción es una función llevada a cabo por los sistemas de integración del cuerpo, que son: **sistema inmune, sistema endocrino, sistema nervioso** y por último, aunque en este participan otras fases, **sistema mental o Shen**. Como vemos, la Psicoinmunoneuroendocrinologia (PINE) se centra en estos sistemas. La PNA va un poco más allá y a la PINE le añade el Qi y todo lo que ello conlleva, que no es poco.

Esto explicaría su acción general sobre todo el organismo. En la tradición, se ordena de la siguiente forma.

JIAO SUPERIOR	Corazón y Pulmones	Fuego-Yang Metal-Yang
JIAO MEDIO	Hígado-Vesícula Biliar Bazo-Estómago	Madera y Tierra
JIAO INFERIOR	Intestino Delgado Intestino Grueso Riñones-Vejiga	Fuego-Yin Metal-Yin Agua

A nivel clásico, se dice que el San Jiao es el sistema de las cavidades del cuerpo. Recoge las tres actividades principales, pero también rige todo el entramado de cavidades anatómicas, controlando el movimiento de entrada-salida del Qi en todas ellas. De ahí su relación con los sistemas de integración.

Sus funciones bioenergéticas son la entrada-salida del Qi, ayudando así a la adecuada circulación del mismo y la transformación y transporte de los fluidos corporales dentro y fuera de las cavidades. Las cavidades del cuerpo son generalmente irrigadas y lubricadas por varios fluidos; el San Jiao controla estas cavidades, ya que también controla la transformación, transporte y excreción de fluidos en todas las partes del cuerpo.

LAS CAVIDADES DEL CUERPO

- Cavidad Corporal

- Cavidad Abdominal

- Cavidad Pélvica

- Las Cápsulas Articulares

- Espacio entre Piel y Músculos (Cou Li)

- Espacio sobre el Diafragma

- Espacios entre las Membranas

- Espacio entre las Membranas y la Cavidad Abdominal

La cavidad abdominal contiene las membranas (Huang), que incluye la fascia superficial y profunda, el mesemterium, nomentum y stroma, envolviendo los órganos internos. Las membranas tienen la función de recoger, anclar y conectar los órganos. El San Jiao es el responsable del movimiento del Qi entrando y saliendo de las membranas. *«Es un Fuego Ministerial en el cuerpo que se mueve en las cavidades y sube y baja entre las membranas. Se llama San Jiao»*, (*Clásico de las Categorías*, Zhang Jing Yue,1624).

En resumen: En la cavidad pectoral, el San Jiao controla la entrada y salida del Qi bajo el gobierno del Zong Qi. En las cavidades abdominal y pélvica, el San Jiao controla que la entrada y salida del Qi en las membranas sea correcto, asegurando la transformación y excreción de los fluidos en los «pasajes del agua». En el espacio entre la piel y músculos (Cou Li), el San Jiao controla la difusión del Wei Qi y la entrada y salida del Qi dentro y fuera de este espacio. Esta función del San Jiao regula el flujo del Wei Qi en este espacio, la apertura y clausura de los poros y sudor. En las cavidades articulares el San Jiao controla la entrada y salida del Qi y fluidos en las cápsulas articulares, lo que contribuye a irrigar y lubricar las membranas sinoviales. Como podemos ver pues, **el San Jiao en realidad es todo el cuerpo.**

Teoría San Jiao.

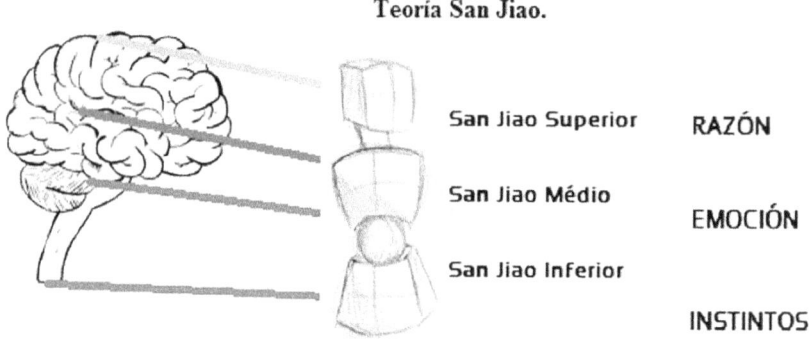

San Jiao Superior   RAZÓN

San Jiao Médio

EMOCIÓN

San Jiao Inferior

INSTINTOS

En Psiconeuroacupuntura, que se relaciona íntimamente con las neurociencias, pronto me di cuenta de una gran coincidencia entre estas dos ciencias. La forma china de dividir el cuerpo en tres con esta teoría del San Jiao era muy común en la propia naturaleza. Por ejemplo, sin ir más lejos, sabemos que las capas embrionarias son tres: ectodermo, mesodermo y endodermo; de esas capas todas las células se irán luego especializando y dando forma al organismo a través de los campos morfogenéticos. El organismo utiliza muchas veces el triplete como sistema de división. Esto también sucede en genética y en la traducción de ADN a ARN a proteína, como vemos, tres pasos. El ARN codifica un aminoácido por cada tres letras de bases. Así podría estar desarrollando muchas teorías coincidentes, pero no es relevante este asunto más allá de la curiosidad. Pues bien, desde hace mucho tiempo se ha postulado que el cerebro está compuesto por tres sub-cerebros. Según McLean y su famosa Teoría del Cerebro Triuno, el cerebro ha ido evolucionando a lo largo del desarrollo filogenético propio del ser humano. Las tres partes del cerebro son:

-El neocortéx, que en PNA relacionamos con el San Jiao superior: habilidades de regulación, funcionamiento cognitivo, funcionamiento ejecutivo, las cinco cogniciones. Es donde se da el razonamiento, aunque sabemos que este no está libre de los anteriores.

-El sistema límbico, asociado con el San Jiao medio: memoria emocional, sensoriosomática, en PNA lo asociamos con las seis emociones.

-Y por último el sistema reptiliano, tronco del encéfalo, donde se gesta la activación autonómica. Se relaciona con el San Jiao inferior, con todo el tejido de meridianos principales, secundarios, tendino-muscuales y motores del Yin Yang, por ejemplo el sueño.

Como vemos de forma muy resumida, podemos decir que el cerebro se divide en tres, lo mismo que el San Jiao, y que es en el sueño donde podemos ver cómo se gesta una relación entre estos tres. Antes de seguir en próximos capítulos necesitaré exponer claramente qué son las emociones, las cuales se manifiestan el San Jiao medio, y cómo estas afectan al San Jiao superior y en concreto a los sueños.

4.2 Las emociones.

Creo que es importante retomar un poco más profundamente el estudio de la emoción para no generar confusiones, pues la gente por lo habitual confunde protoemociones con emociones básicas, cognitivas primarias y cognitivas secundarias. Y no solo la gente no docta en este asunto, sino los propios acupuntores. ¿Por qué? Seguramente porque los sabios chinos no nos estaban hablando de lo mismo, o mejor dicho, de lo que ahora entendemos como emoción. De hecho no puede ser lo mismo, pues el termino emoción se introdujo en la época de Descartes y Rousseau, entre el 1650 y 1750, y de ahí hasta el 2014 el término se ha ido matizando y mejorando en concreción. La MC nos hablaba de pasiones, no de emociones. Es común oír a profesores de MC decir que las personas enfermamos por las emociones; esto no es así, enfermamos por las pasiones que estas descargan a través de las emociones. Pero las emociones son funciones cognitivas del segundo San Jiao, de por sí no son patógenas. De las pasiones es de lo que trata la Psiconeuroacupuntura, y de cómo estas cargan al organismo por mecanismos que estudiaremos en profundidad para luego poder establecer un tratamiento que trate al individuo en toda su complejidad, del San Jiao inferior (acupuntura), y del San Jiao superior (terapia verbal) al mismo tiempo.

Pero vayamos al tema que nos incumbe. Las emociones fueron fuente de debates y suscitaron enfrentamientos tan enconados como los que comentábamos antes sobre Solms *vs* Hobson en la interpretación de los sueños. En este caso serían William James y Carl Lange *vs* Stanley Schachter y Jerome Singer. Centrémonos en la primera.

James y Lange[xi] postularon a principios del siglo XX que las emociones eran reacciones corporales elementales, del tipo de la dilatación de los vasos sanguíneos, etc.

Estas teorías postulan que las emociones son excitadas desde San Jiao inferior hacia arriba. No lloramos por que estemos tristes, sino que estamos tristes porque lloramos. Como vemos, se centran en el San Jiao inferior. Antes de sacar conclusiones, expliquemos la otra visión.

Stanley Schachter y Jerome Singer (1962) fueron radicalmente opositores a la teoría anterior. Para ello desarrollaron el siguiente experimento: Intentaron demostrar que los pensamientos desempeñan un papel fundamental en las emociones. Administraron a voluntarios un preparado de adrenalina sin que estos lo supieran, los probandos pensaban que eran vitaminas. Evidentemente, esta toma provocó una excitación corporal. Se les llevó a una sala de espera donde se encontraba un colaborador del experimentador, este se comportó unas veces incordiando y nervioso por la espera y otras veces alegre. Los probandos interpretaron la experiencia en función de cómo se hubiera comportado el ayudante del experimentador, según la fase de enfado o según la fase de alegría. A otros probandos se les administró adrenalina y se les dijo la verdad de esta toma y , como consecuencia, no expresaron las emociones esperadas.

Parece, pues, que los estímulos internos, el conocimiento personal y la atribución de causas representan factores importantes para nuestra vivencia de los sentimientos. Esto generó la doctrina denominada *Teoría cognitiva de las emociones*.

Otro dilema, pues… pero aún sigue liándose la cosa. J. LeDoux, de la Universidad de New York, demostró con animales que el miedo se activaba mucho antes que el pensamiento. ¿Es pues que hay emociones diferentes que otras?

Yo estoy de acuerdo con A. Newen (Profesor de filosofía en la universidad de Ruhr, en Bochum), que opina que estas dos teorías son extremadamente unidimensionales. Pienso que a todas luces las dos tienen parte de razón o están en el mismo error. Como vemos en el dibujo anterior, el San Jiao está justo en medio. Por ello, su naturaleza confusa es más bien una bisagra que se excita por las sensaciones corporales (James y Lange), y por supuesto los pensamientos también las modulan (Stanley Schachter y Jerome Singer). ¿Entonces? Entonces, tenemos que seguir explicándonos.

Como dijimos al principio del texto, todas las emociones están destinadas a preparar al cuerpo para actos determinados, que serán luego ejecutados o no. Vemos, por lo tanto, que lo que hace es dirigir el Shen hacia el estímulo licitador. Por otro lado, tienen su expresión facial determinada; se supone pues que participan en la comunicación social[xii], entendiendo entonces la existencia de una, aunque primitiva y aún no reconocida como tal, teoría de la mente[xiii]. La corteza insular, primordial en el proceso de reconocimiento de nosotros mismos, acopla la variación de los estados corporales con la situación para dar lugar a la vivencia subjetiva emocional. Según Téllez-Vargas (2007), «*esta observación respalda la hipótesis de James, quien consideraba que la experiencia subjetiva emocional (los sentimientos) emerge de la interpretación de los estados corporales producidos por el suceso emocional*». Vemos pues cómo James ya consideraba de suma importancia la acción de las emociones en la emergencia de los sentimientos.

El escaso número de emociones reconocidas por los distintos investigadores a lo largo de la historia ha ido variando mayormente entre cinco y siete o poco más, y se debe a una clara intención del mejoramiento evolutivo de la especie, optimizando las vías de procesamiento en unos pocos circuitos que pudieran dar respuesta a un sinnúmero de desencadenantes. De acuerdo al investigador contemporáneo Jaak Panksepp, hubiese sido un derroche para la evolución construir sistemas de búsqueda y acercamiento separados para cada necesidad.

«(...) un estado emocional puede ser considerado como un estado de activación. (...) La cognición determina si un estado fisiológico de arousal puede ser etiquetado como ira, miedo, alegría, etc...». Schachter, 1964.

71

Funciones:

Antes de describir las funciones, voy a exponer su clasificación según la psicología del desarrollo. Las emociones pueden dividirse en:

Protoemociones.

Emociones básicas.

Emociones cognitivas primarias.

Emociones cognitivas secundarias.

Gracias a esta clasificación, podremos entender un poco mejor la lucha anterior.

Las **protoemociones** son protoformas de las emociones, en ellas se encuentran ya establecidas la mayoría de los aspectos, desde la excitación fisiológica hasta la sensación subjetiva correspondiente y la orientación interactiva pasando por una mímica específica. Las protoemociones desencadenan sensaciones positivas o negativas que se entrelazan en las emociones básicas.

Aún se discuten cuántas **emociones básicas** hay. Para nosotros son las cinco del Wu Xing, a saber: **miedo, ira, alegría, asco y tristeza**, aunque en los tratados añadimos una más, **la sorpresa**, que se relaciona con el Maestro Corazón. Las emociones básicas posibilitan una rápida polarización de la atención. Desde mi punto de vista, las protoemociones y las emociones básicas son las que relacionamos con el San Jiao medio y están muy relacionadas con el San Jiao inferior, mientras que el San Jiao superior se relaciona más con las cognitivas primarias y secundarias. Dentro de la psicología existió un gran teórico llamado Watson que hizo grandes avances en materia de «emociones innatas». Esta teoría dice que **hay tres emociones que son innatas**, a partir de ellas, las demás se desarrollarán a lo largo del ciclo vital del individuo. Las innatas son **miedo, ira y alegría**, que justamente encajan con las tres primeras que vemos en el ciclo de la bioenergía china. Luego le siguen **el asco y la tristeza**.

Cognitivas primarias: El peso del pensamiento recibe cada vez más importancia. La cognitivas primarias añaden la convicción de que tales emociones son peligrosas, o lo contrario. Como vemos, ya empieza el juicio sobre la situación.

Cognitivas secundarias: Ya no influye solo una convicción, sino también un convencimiento global, es decir, los prejuicios que cada uno tiene sobre la realidad. Aquí se manifiestan **los celos, la envidia,** etc.

Ahora creo que ya hemos situado más nuestro concepto sobre las emociones en nuestro trabajo, por lo tanto nos vamos a centrar en las protoemociones y las emociones básicas: **miedo, ira, alegría, asco, tristeza** y la extra, **sorpresa.**

Como sostiene Izard (1991), y nosotros concordamos con él, los requisitos que deben de cumplir las emociones para ser consideradas como tales son los siguientes:

Tener un sustrato neuronal específico. Nosotros en medicina china consideramos que cada emoción está determinada por la fase en la que se encuentra y cada fase tiene un sustrato Yin que la sostiene (cinco cogniciones).

Tiene que tener una **expresión facial** (función social).

Tiene que poseer unos **sentimientos específicos** (pasiones).

Y, por último, **despertar unas motivaciones conductuales** (Yin, retirada; Yang, acercamiento).

Orientación conductual de las emociones:

¿Cómo se activan las conductas? Las emociones se activan cada vez que nuestro Shen las necesita. Esto sucederá cuando se perciba algún peligro para nuestra supervivencia, siendo las emociones las que dirigen la conducta. Media la evaluación rápida, sobre todo las protoemociones.

El Shen activa las emociones siempre que se perciba alguna posible alteración del equilibrio interno. Pero tenemos que saber que las emociones son algo más que programas de acción: son, sobre todo, adaptables y plásticas, es decir, se van adaptando a nuestro periodo vital, no son estáticas. Son un sistema de procesamiento de información prioritaria para la supervivencia y adaptación al medio; para ello son las que reclutan al resto del sistema cognitivo para llevar a cabo su fin.

Importante este punto, pues como vemos están en el San Jiao medio, son por lo tanto filogenéticamente más antiguas que el San Jiao superior, estando este merced a ellas. Lo mismo que ellas lo están al San Jiao inferior, donde los instintos dominan a los dos. A nivel del sueño lo vemos claro: el San Jiao inferior a través del puente orquesta la dinámica del sueño, el San Jiao medio absorbe esta energía que por un motivo que luego explicaré la proyecta sobre el San Jiao superior y este se entrega como un siervo al trabajo encomendado, a saber, darle sentido a la entrada de Qi. En el sueño, este sentido será inevitablemente orquestado por los San Jiao inferiores, cosa que no sucede en estado de vigilia, donde por lo general el que domina es el medio y superior.

Función social.

Con esta función el Shen consigue; a) la interacción social, b) controlar la conducta de los demás, c) comunicar los estados afectivos a los demás y d) promover la conducta prosocial. Gracias a estas emociones, el Shen puede comunicarse de forma no verbal con los otros sujetos.

Esta función de las emociones es importantísima. Como dice Del Pino: una cosa son las emociones y otra cosa es lo que nos comunica el sujeto, que, por desgracia, muchas veces no será lo mismo. Las emociones, por lo menos las básicas (miedo, ira, sorpresa, alegría, etc.), no son controlables por nuestro deseo muchas veces; por ello hay gente que dice no estar triste y, en cambio, su rostro dibuja de forma indiscutible los rasgos faciales de la tristeza.

Esto será de vital importancia. Y más aún lo será intentar descifrar qué emoción experimenta con más frecuencia ese sujeto. Piense el lector que cuando uno es infeliz durante mucho tiempo, o es una persona muy irritable, esa emoción acaba dejando huellas en la cara de uno. No piense que la gente nos quiere mentir. Muchas veces puede ser una defensa psicológica, ya que admitirlo sería reconocer una realidad frustrante para mucha gente; a esas mentiras nos referimos los terapeutas.

Función motivacional.

La conducta motivada produce una reacción emocional y a su vez una reacción emocional puede producir una conducta motivada. Para entender esto, podemos recurrir al eje motivacional de las emociones (Hamm, Schupp y Weike, 2003).

Las conductas del tipo alegría tienden a motivar conductas de aproximación, mientras que las emociones que producen miedo tienden a generar conductas de evitación. Aunque siempre se ha dicho que unas son positivas y las otras negativas, vistas desde la función adaptativa, tanto unas como otras son igualmente necesarias. Es por eso por lo que esa clasificación, desde mi punto de vista, no es correcta. Y en MC y PNA lo resumimos del siguiente modo:

Las emociones en una primera instancia, codifican si nos tenemos que acercar o alejar del estímulo elicitador (protoemicones). En segundo lugar, bloquea el resto del Shen. Es decir, si un individuo estaba estudiando, parará esta conducta gracias a la emoción de la sorpresa y desviará su atención hacia el estímulo que le ha provocado dicha sorpresa (emociones básicas). Si esta sorpresa le da miedo, su Shen hará que deje de estudiar y preste más atención para ver cómo solucionar ese problema, huyendo o afrontándolo, y lo mismo sucederá con todas las demás emociones (emociones cognitivas primarias). Además, nos activará el Shen cognitivo (emociones secundarias). Estas emociones secundarias son una combinación de las emociones primarias sumadas a las cogniciones pertinentes, y así surgen otras emociones más complejas como la envidia, la empatía, el orgullo, la vergüenza, la culpabilidad, etc.

Como comenta Enrique G. Fernández-Abascal:

«Las emociones primarias se asemejan a los colores primarios, (rojo, azul y amarillo) a partir de cuya mezcla se obtendrán todos los demás colores y matices».

Estas emociones tienen que mucho que ver el Shen social, es decir, la cultura, ya que el concepto de vergüenza, por ejemplo, puede ser diferente de una cultura a otra. En este momento no daremos importancia a estas emociones, ya que su análisis podría suponer otro tratado tan voluminoso como el que tiene usted ahora entre manos.

Las emociones también trasmiten información de nuestro Shen interno a los demás; con las expresiones y posturas que nos hacen tomar, revelan nuestro interior.

Pasemos ahora a describir las emociones que nos interesan a nosotros.

4.3 Las seis emociones de la PNA.

Las seis emociones son pues las siguientes, que ya hemos mencionado antes: **miedo, ira, alegría, asco, tristeza y sorpresa**. Esta última, como recordará el lector, era una emoción extra que consideramos lo suficientemente importante como para incluir. Vamos a explicar esto, pues es posible que los acupuntores no la relacionen con este enfoque. Si el lector quiere profundizar más en la teoría de las emociones le recomiendo el libro *Fundamentos de PNA,* en el que profundizo en cada una de ellas.

Como vemos, en PNA tenemos una emoción más que por lo general no se estudia en la MC: **la sorpresa**. La sorpresa se define como una reacción causada por algo imprevisto, novedoso o extraño. Es una de las emociones más breves que experimentamos. Sus principales condiciones elicitadoras son los estímulos novedosos e inesperados o fuera de contexto, los de gran intensidad o que aumentan bruscamente de intensidad y la interrupción inesperada de los mismos.

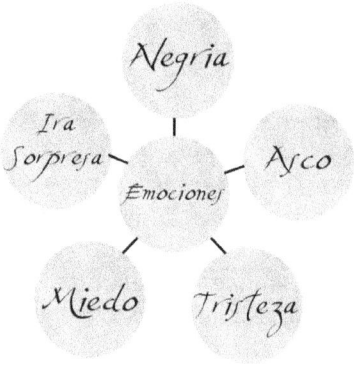

Su función es la de bloquear todo lo que se esté procesando en el Shen para posteriormente facilitar la reacción de emoción siguiente, sea de agrado o desagrado. La sorpresa es, pues, una emoción neutra. No es agradable ni desagradable, depende de la valoración que hagamos del estímulo elicitador. Además es una emoción muy rápida.

CAPÍTULO 5:
LA HIPÓTESIS

Una vez he expuesto todos los detalles a falta seguramente de seguir completando, revisando y mejorando, deducimos que el Shen durante el sueño no recibe aferencias de los meridianos (San Jiao inferior). En el caso de los órganos de los sentidos, estas estimulaciones deben de ser muy fuertes para poder tomar conciencia de ellos y así despertar.

Como nos han demostrado Allan Hobson y Robert McCarley, nuestro Shen durante el sueño REM es bombardeado por potenciales evocados, procedentes directamente del tronco encefálico. Nosotros entendemos estos potenciales como Qi procedente de la base esencial de la energía mental/Shen: los núcleos del tronco del encéfalo. He dicho Qi procedente de la esencia, tendré ahora que explicar qué se considera Qi esencial, y su matiz nocturno.

No voy a abordar en este trabajo la naturaleza de los meridianos y del propio Qi, si bien con este fin se puede consultar la obra *Fundamentos de PNA*. Los meridianos o canales, como se les quiera denominar, al igual que el Qi en general, son interacciones. A estas interacciones hay que darles un marco teórico y verificable, pues si esto no se hace estos conceptos pueden parecer metafísicos. El objetivo en la obra citada es, entre otros, describir y explicar bien estos fenómenos. Aquí el lector tendrá que asumir ciertas teorías que se escapan al conocimiento occidental, pero no por ello, repito, son metafísicas.

5.1 Qi limpio. Qi nocturno.

En medicina china tenemos otro concepto muy interesante: la *teoría del Mingmen*. Sin entrar en detalles sobre esta asombrosa teoría puedo decir que los sueños se manifiestan directamente gracias al Mingmen y su relación con el Mar de la Médula, entendiendo el Mar de la Médula como encéfalo con sus tres secciones.

Según la tradición china, existe un fenómeno muy importante llamado *ming-men*. Ya en *El clásico de las dificultades* se hablaba sobre este asunto: se dice que está situado entre los dos riñones. Es la puerta de la vida, donde se manifiesta la base del Fuego y del Agua. ¿Qué es el Fuego y qué es el Agua según estos clásicos? La verdad es que los médicos de las dinastías Ming y Qing no nos lo dejaron muy claro, de hecho entre ellos había muchas posibles explicaciones y teorías. Zhou Xue-sheng[xiv] catedrático en MC comenta que aunque distintos médicos tienen diferentes teorías sobre este fenómeno, en general todos coinciden en que el *ming-men* se encuentra en el elemento Agua, y en concreto entre los dos riñones.

Se dice y se repite hasta la saciedad tanto en los textos antiguos como en los nuevos que el *ming-men* es la puerta de la vida, la raíz de la vida. ¿Qué quiere decir esto? Si consideramos la literatura científica del origen de la vida y leemos autores como Stuart Kauffman, y su libro *Investigaciones*, o al famoso Oparin con su trabajo *El origen de la vida*, a Carns-Smith con *Siete pistas sobre el origen de la vida*, a Freeman J. Dyson, *Los orígenes de la vida*, y por supuesto Schrodinger, con *Origin of life*, entre otros, podremos darnos cuenta de una cosa: la ciencia al investigar asuntos como la evolución molecular, el descubrimiento del ADN, las teorías de la evolución de Darwin, y más actualmente de Lynn Margulis, con la simbiosis, etc. siempre termina en una misma pregunta sin resolver: ¿Por qué se mueve todo? ¿Quién insufla el *élan vital* de Bergson, el *prana*, o la *fuerza vital* de Hahnemann? La MC, con la teoría del *ming-men* nos da una pista: el Fuego del *ming-men*. ¿Qué es el Fuego sino movimiento? Y el Agua es la materia. El *ming-men* es la descripción oriental de la eterna pregunta, pero no la explicación. Investigar sobre esto es apasionante, pero no nos desaviemos ahora en este asunto.

El *ming-men* es, o contiene, entre otras cosas un Qi puro que desciende de nuestros ancestros, un movimiento que nunca dejó de moverse, o por lo menos así empezó con Luca (último común antepasado universal). Ese movimiento por las noches se hace más patente que nunca con su estimulación de los centros Yin Yang del cuerpo. Y ahora estudiemos el otro aspecto, el material: en los riñones, también según la tradición, está la base del Yin, y este Yin da forma a la médula, siendo el cerebro el Mar de la Médula.

Por lo tanto, el *ming-men*, no es otra cosa que el movimiento del Mar de la Médula y la propia médula. Como dicen los clásicos: **«El Fuego de la puerta de la vida es el Yang de riñón, y el Agua de la puerta de la vida es el Yin de riñón».** O también, el Yin son los genes y el Yang la información, lo mismo pero a otro nivel, y así podemos describir desde los átomos hasta el funcionamiento del universo: todo es un continuo movimiento de carga y descarga.

Sé que lo que acabo de escribir es un tema muy complicado, sin embargo es importante saber que por la noche nuestro cerebro recibe estimulación nerviosa limpia de un centro activador, llamémoslo SARA o *ming-men*. La nomenclatura es irrelevante en este punto, aunque no en otros. Esa estimulación nace del mismo centro de activación del movimiento Yin Yang, que se dirige sin más al San Jiao medio, el mundo de las emociones.

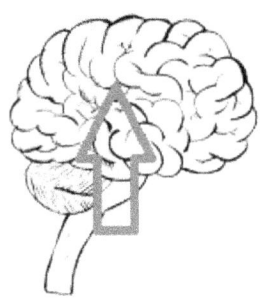 Como decía, esta estimulación es esencial porque es producida por nuestro propio sistema bioenergético: los potenciales de acción salen directamente del tronco del encéfalo, siguiendo unos ciclos predeterminados sin que medie ninguna estimulación externa. Por ello, lo considero Qi puro, o lo que yo denomino «Qi nocturno». Este Qi es emitido por unos núcleos que estimulan el Mar de la Médula cuando el Shen está durmiendo. Entonces, el San Jiao medio recibe este Qi nocturno como fase intermedia antes de llegar al San Jiao superior donde este Qi se embebe de la energía emocional, y, en consecuencia, deja de ser limpio, está ahora impregnado de energía emocional. Ahora este Qi accede al San Jiao superior, y este se ve obligado a dar sentido a todo ese Qi. Como dijimos, el San Jiao superior y el Shen en su totalidad solo saben hacer una cosa: «montar» la realidad, ensamblarla, darle un significado.

5.2 La realidad de los sueños.

El Shen está compuesto por el cuerpo, las emociones, los rasgos, las cogniciones, el ciclo vital y por último el entorno (Shen social). El Shen social, entre otras funciones, se ocupa de dar sentido a la realidad, darle coherencia, una consciencia de vigilia. Independientemente de lo que podemos entender por realidad primaria y realidad secundaria, que es fundamental en los trabajos de los psicoacupuntores, el entorno hace que nuestro Shen esté anclado en el aquí y el ahora. Es una conciencia de trabajo fijada en o a medio camino entre el yo interno y el entorno. El Shen es, pues, una interacción entre eso que llamamos cuerpo con todo lo que ello conlleva y el entorno.

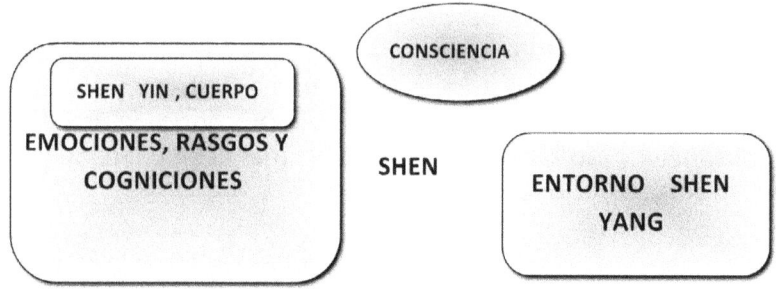

En el sueño no hay entorno (Shen social) que ancle al Shen en la realidad, o consciencia de vigilia. El San Jiao superior solo recibe la energía de la zona emocional, San Jiao medio.

Por lo tanto, el contenido onírico está mediatizado por las emociones. Los sueños son películas emocionales en las que no importa la historia, sino la emoción.

Ahora voy a traer aquí todas las teorías que he estado exponiendo en detalle anteriormente:

¿Recuerdan el punto 3.3, en el que hablábamos de la memoria? La memoria es un proceso cognitivo bastante complejo, pero actualmente y gracias a la ciencia sabemos mucho sobre ello. Ahora le voy a preguntar a usted: ¿recuerda dónde se encontraba el 11 de septiembre del 2001, durante el atentado a las Torres Gemelas de New York? Seguro que sí lo recuerda. ¿Recuerda con quién estaba, qué comió ese día? Sin embargo, si le pregunto dónde estuvo usted el día 11 del mes pasado, por lo general no creo que se acuerde, a no ser que algo con gran carga emocional sucediera. Es justo aquí donde está el secreto, en las experiencias cotidianas. Nuestro Shen es un agente reactivo al

Shen social. Por lo general, aunque no nos demos cuenta o tomemos consciencia de ello, nos vamos activando y cargado diariamente de acontecimientos con gran peso emocional. Estos acontecimientos suelen ser banales y no dejar más que una ligera carga que se disipará sin más. Sin embargo y por desgracia, a veces en la vida podemos tener grandes avalanchas de emociones como sucedió en el 11S. Cuando esto sucede, nuestro organismo tiene sistemas de descarga fisiológicos: en este caso, **los sueños**.

Las emociones siempre aumentan el recuerdo. Más adelante explicaremos por qué hacemos hincapié en esta afirmación.

Según la MC ¿dónde va la Xue cuando dormimos? Al hígado (2.4). Según los libros clásicos, cuando el durmiente duerme y al día siguiente no se acuerda de nada es porque su Shen está en equilibrio. Curioso, ¿verdad? ¿Será que no han existido emociones en el sueño? O si han existido, el mecanismo de descarga fisiológico las eliminó.

¿Qué se mueve cuando dormimos? Los ojos. Y, ¿a quién pertenecen los ojos? Al hígado. Y, ¿qué función fisiológica tiene el hígado? El Qi Ji, es decir, mantener libres los canales y colaterales.

Postulo que el sueño REM potencia la acción del Qi Ji y sirve para descargar el organismo y así regular y armonizar nuestro Shen. Para ello, utiliza la acción fisiológica que sucede mayormente en el estadio de la noche REM. El sueño, por lo tanto, es una descarga de emociones que se han acumulado por exceso ese día o que se mantienen por alguna pasión. Por ello, **lo importante en la interpretación de los sueños no son sus significados, sino encontrar sus emociones**.

Durante el día, las personas vivimos inmersas en una realidad por lo general estresante. Este estrés viene muchas veces potenciado por las pasiones (profundizaremos en esto en el siguiente capítulo). Estas pasiones hacen que nuestro sistema se cargue y no se descargue (punto 2.3.1). Las emociones son mecanismos de descarga. Por ejemplo, cuando nos frustran (pasión de la Madera), por lo general nos enfadamos y expresamos ira (emoción). Esa ira nos servirá para descargar el sistema de meridianos. Sin embargo, si no descargamos por completo durante el día esa ira, o no podemos por diferentes motivos, nos iremos a dormir con esa carga emocional.

El dormir, entre otras cosas que ya hemos visto y repasado, en el sueño No-REM hace algo maravilloso (en este caso en el REM y muy posiblemente en el No-REM, pero con menor capacidad). Lo que hace el REM es limpiar, descargar esa carga. ¿Cómo? A través del movimiento ocular. El contenido onírico, la historia, es un efecto de esto, no es la causa.

El San Jiao inferior manda Qi nocturno hacia arriba, este se embebe de la carga del San Jiao medio, que como dije en el ejemplo, tenía ira acumulada. A continuación, los ojos se mueven para movilizar todo el Qi Ji, es decir, desbloquear, movilizar todo el Qi acumulado en el cuerpo. El San Jiao superior va inventado una película irreal pues no tiene dónde anclarse, por eso en los sueños no hay ni espacio ni tiempo. Esa película solo sirve para montar un escenario donde la ira en este caso se descargue.

Me explico: el contenido onírico en sí no nos dice nada, lo que importa es la emoción que se está viviendo en ese sueño. Si el sueño no despierta ninguna emoción, seguramente al día siguiente no nos acordaremos de él. Recuerde lo que dijimos anteriormente: las emociones aumentan la memoria. Si el sueño tiene mucha emoción, aumentará el recuerdo del mismo. Si el sueño no tiene emoción o es muy mínima, o la ha conseguido descargar, por lo general, no nos acordaremos. Y el Shen, o estará equilibrado, o se habrá equilibrado por la noche. Me apoyo en los libros clásicos que dicen que si el Shen está en equilibro no se producen sueños, aunque yo diría que los sueños siempre se producen, lo que pasa es que esos sueños no nos han movilizado de forma potente el Qi del Shen y al día siguiente no nos acordamos de ellos, y al contrario, si el sueño ha sido muy emotivo nos acordaremos de él.

Por lo tanto, postulo que los sueños tienen dos funciones, y gracias a estas funciones proponemos un punto de acupuntura que ayudará al tratamiento que el paciente esté siendo sometido: Una que nos orienta al diagnóstico y otra estabilizadora o reguladora de las fases.

Orientación al diagnóstico:

Si el paciente se acuerda por la mañana de su sueño, esto quiere decir que el sujeto está muy cargado de esa emoción vinculada a la pasión que esté sufriendo. Como el sujeto se acuerda del sueño, sabemos que la emoción ha fijado la memoria del mismo y que el sueño posiblemente no haya descargado en su totalidad la carga. Por este motivo encontramos una función diagnostica, si sabemos la emoción sabremos la fase alterada y la pasión o las pasiones que están implicadas las podemos descubrir con el interrogatorio. Esto nos orientará hacia un tratamiento coadyuvante a cualquier terapia que el sujeto esté recibiendo.

Recordemos las emociones y las fases:

En la fase Agua, el Miedo.

En la fase Madera, la Ira.

En el Fuego, la Alegría y los sueños eróticos.

En la fase Tierra, el Asco. También decir que en esta fase se encuentran los sueños pesados y repetitivos, que no paran de venirnos a la conciencia cuando dormimos.

Y en la fase Metal, la Tristeza.

Por esto mismo nos sirve como diagnóstico, ya que nos dice qué fase es la que está alterada. Lo asombroso de todo esto es la objetividad del diagnóstico. Muchas personas por prejuicios no nos dicen la verdad cuando tocamos el tema emocional; para ciertos individuos declarar que tiene miedo o que lloran es humillante y nos mienten al respecto, pero cuando describen la emoción del sueño nos la dicen sin tapujos, ya que interpretan que los sueños y esas emociones no son relevantes y son ajenas a ellos. Si nos atenemos a lo dicho, el Shen es un mecanismo que, si funciona bien, la fase REM será estable y no existirán recuerdos oníricos, y esta fase habrá estabilizado nuestra mente. Por otro lado, quiero explicar que esta interpretación tiene varias ventajas: la primera es que es universal, ya que la emociones son las mismas en todos los humanos. Y la segunda, el terapeuta no tiene que interpretar nada, solo encontrar la emoción. Eso sí, encontrar la emoción del sueño es a veces complicado. Por ello, en nuestros talleres hacemos un entrenamiento al respecto, pues el preguntar qué emoción se ha presentado en el sueño es mucha veces improductivo. Los psicoacupuntores se entrenan en un diálogo centrado en las emociones y basado en la terapia San Jiao; con esta forma de dialogo podemos encontrar fácilmente la emoción del sueño.

Función estabilizadora:

Es de pensar que, después de todo lo comentado, el contenido oníri-co es una herramienta fisiológica basada en un proceso de descarga del organismo similar a la función regeneradora de las plaquetas en el sistema sanguíneo para regenerar heridas. Esta función regenera-dora se puede observar en dos casos emocionales diferentes: en los casos agudos, como pudo ser la vivencia del 11S, donde las emociones de esos días desbordaron la capacidad de descarga del común de los mortales, y también en las descargas más sutiles que están vinculadas a las pasiones.

Las pasiones son las co-causantes de las emociones crónicas. Por ello, voy a dedicar un capítulo a explicar que entendemos como pasio-nes, antes de proponer la terapia.

CAPÍTULO 6:
LAS PASIONES

En medicina china siempre se nos dice que las emociones nos hacen enfermar. En realidad, las emociones, como hemos explicado, son procesos fisiológicos y como tales no nos pueden hacer enfermar, lo que nos hace enfermar a través del mecanismo de carga y por saturación no descarga son los fenómenos que nos mantienen mucho tiempo activados con ciertas emociones. **Confundir los mecanismos con las causas es un craso error**, que muy comúnmente observo en tratados de medicina china. Los mecanismos a los que hago referencia son las pasiones o sentimientos; estos, si duran mucho tiempo, pueden perturbar la homeostasis de nuestro organismo. A continuación voy a enumerar algunas pasiones, no todas, pues el trabajo sería objeto de otra obra.

6.1 Madera.

La pasión de la Madera es la frustración. Qué pasión más directamente vinculada a la emoción de la ira que esta, ¿verdad? Todo organismo vivo sufre en su vida ciertos obstáculos que le impiden alcanzar sus objetivos. Cuando esto sucede, la emoción que surgirá será la ira, emoción esencial que nos ayuda a dirigir el Qi allí donde el obstáculo se presenta para vencerlo, derrocarlo y así poder salir hacia delante. Por otro lado, no hay Qi más tóxico, más perturbador, que esta ira reprimida, abnegada, caldo de cultivo de los bloqueos más dañinos que nuestro cuerpo puede sufrir. Es por lo tanto esencial y primordial canalizar siempre esta ira hacia la resolución del conflicto, del obstáculo; de no ser así, el organismo se cargará de Qi que no descargará correctamente, siendo este fenómeno el causante de multitud de manifestaciones psicosomáticas. Añadir en este punto que aún existe una pasión que por grado y por naturaleza es aún si cabe peor que la frustración, y es la injusticia, pues algo es injusto cuando la posibilidad de descarga y resolución del conflicto no está en nuestras manos y en cambio nos influye directamente: he aquí uno de los mayores procesos tóxicos que puede experimentar nuestro organismo.

Los sueños de estas pasiones vinculadas a la Madera serán siempre con la emoción de la ira.

Por lo general son fáciles de reconocer, pues la ira suele sentirse claramente. Quiero decir que, aunque la investigación en este campo aún no está contrastada, las personas con esta emoción también son por lo general las que tienen el sexto anillo muy cargado y por las noches sufren de trismos.

6.2 Fuego.

El Fuego es el elemento más complejo de todos, pues en él emergen todas las cualidades del Shen. Por ello, su pasión es **la propia pasión, entendida como motivación desmedida**. Seguro que si lo piensa detenidamente, descubrirá que ya ha vivido esto. ¿Se acuerda de algún momento de su vida donde ha estado inmerso en algún proyecto que le ha absorbido toda su energía? De seguro que también recuerda que por las noches seguía con esa excitación, ¿verdad?

También en este elemento se encuentran los sueños eróticos, pues su energía se relaciona mucho con esta fase.

6.3 Tierra.

Quizás la pasión de la Tierra sea la más complicada de entender por la emoción que provoca: asco, que se puede entender como agobio, pero… ¿que pasión genera esto? **La preocupación**. Cuando estamos preocupados en algo, la noche y el sueño estará relacionado con ese algo y sentiremos agobio, que se expresa con asco.

6.4 Metal.

En este caso, la pasión es muy fácil de entender: **el duelo**. La pasión del duelo genera una emoción de descarga muy común, la tristeza. Sin embargo hay otra pasión menos explícita que son los **actos inconclusos**.

6.5 Agua.

La pasión de este elemento es la **inseguridad**, pero para entenderla voy a poner un ejemplo o mejor, describir una metáfora, para que sepamos rápido a dónde quiero llegar. ¿Se acuerda de la primera vez que se subió a un vehículo en calidad de alumno? ¿Verdad que le temblaban las piernas? Seguro que el corazón le iba a mil, tenía sudores fríos, etc. ¿Por qué? ¿Qué estaba pasando? Es evidente que la emoción que estaba usted experimentando en ese momento era miedo, ¿verdad? Pero, ¿miedo a qué? El miedo surgía precisamente de **no conocer en profundidad el medio**, en este caso el vehículo: no sabemos cómo va responder en las curvas, cómo va a frenar, su confort, etc. Solo poco a poco iremos conociendo todas las características de la conducción, y llegado un momento el miedo habrá desaparecido, ¿Por qué? Pues porque **conocemos y predecimos** el comportamiento del vehículo.

Ahora bien, si usted en esta metáfora cambia el vehículo por su cuerpo y su yo, si usted no se conoce en profundidad, sentirá ese miedo a la vida.

CAPÍTULO 7:
LA TERAPIA BASADA EN LA EMOCIÓN

Esta hipótesis de trabajo estuvo pensada en principio para ser utilizada por el practicante de Psiconeuroacupuntura. Sin embargo, como me sucede muy a menudo, las expectativas superan a la realidad y muy pronto, al ir difundiendo estas teorías en ciertos congresos a los que asistían diferentes profesionales de la salud, pude observar el impacto que en ellos causaba y los debates sobre la materia tratada. Pronto me di cuenta de que podía ser un arma útil más allá de la práctica de la PNA. Es pues para mí un orgullo que psiquiatras, psicólogos y acupuntores, entre otros terapeutas de la salud, puedan utilizar esta herramienta independientemente de la práctica total de la PNA. Hoy en día se realizan seminarios para el entrenamiento de dicho enfoque, pues los resultados son sorprendentes mientras que la intervención es mínima y se puede adaptar a cualquier modelo terapéutico, pues es sin duda un amplificador de la *red medicatrix* del propio organismo.

Solo añadir aquí, para los que son psicoacupuntores, que el punto que a continuación describiremos pertenece a la primera fórmula de las formulaciones propias de la PNA.

En primer lugar, entendemos que el recuerdo del sueño no debe de darse, y si se da es porque el Shen está utilizando su poder de descarga para él mismo armonizarse. Como dijimos, es un mecanismo que tiene nuestro Shen para la autocuración, como la fiebre en el caso de los virus y bacterias.

Vamos a describir un sueño:

«Era una casa oscura, no sé si era la mía, pero me resultaba muy familiar. Me acuerdo de que no paraba de mirar hacia atrás, las puertas estaban abiertas y yo estaba esperando algo. De pronto , entró una persona que no conocía y me dio un sobre con un mensaje que me daba miedo leer, ya que sabía que era una mala noticia, o por lo menos eso intuía…».

El paciente nos comentó que lo que el sueño le despertaba era la emoción del miedo. La emoción de miedo estaba presente en todo ese sueño, por lo tanto, independientemente del diagnóstico en medicina china que hayamos hecho, o de psicoterapia, de las técnicas que usemos a nivel terapéutico, etc. sabemos que el Shen está descargando la emoción del miedo por algún motivo que en realidad no nos tiene que importar mucho, ya que las emociones son muy personales y están ligadas a la forma que el sujeto tiene sobre su vida. Lo que sí que sabemos es que el Shen de esta persona necesita armonizar el miedo, es decir, la fase Agua. Por lo tanto, lo que sí que podremos utilizar para facilitar esta armonización es la acupuntura. Sabemos que hay puntos que tienen la capacidad de ayudar a regular el Shen.

Utilizaremos para tal fin los puntos Shu antiguos descritos en el punto 2.2.3, aunque aquí dada su importancia vamos a profundizar. Estos puntos son de vital importancia dentro de la teoría de los puntos en la acupuntura, pues constituyen todo un método terapéutico. Como dijimos, se encuentran localizados entre los dedos de la mano y codo, y dedos del pie y rodilla, existiendo alguna excepción a la regla. Su situación y descripción sería la siguiente, según la tradición:

1. Empezaremos por los **puntos Ting**, también llamados **pozo o jing,** situados donde el Qi surge. Se localizan todos excepto el 1R (planta del pie) en las puntas de los dedos. A nivel general se usan para tratar enfermedades mentales, pérdidas de conciencia y sensación de sofoco en pecho.

2. Segundo punto, **long, manantial o Yin**: se compara al nacimiento de un río donde la corriente ni es muy fuerte ni muy débil. Se localizan por debajo de las articulaciones metacarpofalángicas o metatarsofalángicas. Se usan en enfermedades febriles, ya que dispersan el calor.

3. Tercer punto, **lu, arroyo o shu** es parecido a un río con toda su corriente, se encuentran por encima de las articulaciones anteriores. Se utilizan en los tratamientos de los síndromes Bi (dolor en articulaciones y sensación de pesadez del cuerpo, humedad).

4. Cuarto punto, **King, río o jing** es parecido a un río con mucha corriente donde fluye libremente. Están por encima de tobillo y muñeca, tratan enfermedades como el asma, tos o problemas de garganta.

5. Y por último, el quinto, **Ho, mar o He, desembocadura del río.** Están generalmente próximos a codos y rodillas y son usados en enfermedades gastrointestinales.

Estas indicaciones son generales y solo son orientativas. Estos puntos se rigen por la reglas de las cinco fases ya descritas anteriormente. Por lo tanto, para saber utilizarlos tenemos que saber colocarlos en su sitio correspondiente. Para ello podemos repasar el punto 2.2.3. Una vez sabemos dónde se sitúan los puntos antiguos podremos utilizar este orden para manejar la energía usando los ciclos Sheng y Ko. Lo que tenemos que hacer a continuación es ordenar cada meridiano en su ciclo con sus correspondientes puntos. Así se muestra en el cuadro siguiente:

Nota: el (+) indica punto de tonificación, el (–) de sedación y el (=) de regulación.

	TING JING Pozo	IONG RONG Manantial	IU SHU Arroyo	KING JING Río	HO HE Desemboc
Pulmón	Pozo	IONG RONG	P9+	P8=	P5-
Intestino grueso	Manantial	IU SHU	IG3	IG5	IG11+
Estómago	Arroyo	KING JING	E43	E41+	E36=
Bazo	Río	HO HE	B3=	B5-	B9
Corazón	Desemboc	C8=	C7-	C5	C3
Intestino delgado	ID1	ID2	ID3+	ID5=	ID8-
Vejiga	V67+	V66=	V65-	V60	V40
Riñón	R1-	R2	R3	R7+	R10=
Maestro Corazón	PC9+	PC8=	PC7-	PC5	PC3
San Jiao	SJ1	SJ2	SJ3+	SJ6=	SJ10-
Vesícula biliar	VB44	VB43+	VB41=	VB38-	VB34
Hígado	H1=	H2-	H3	H4	H8+

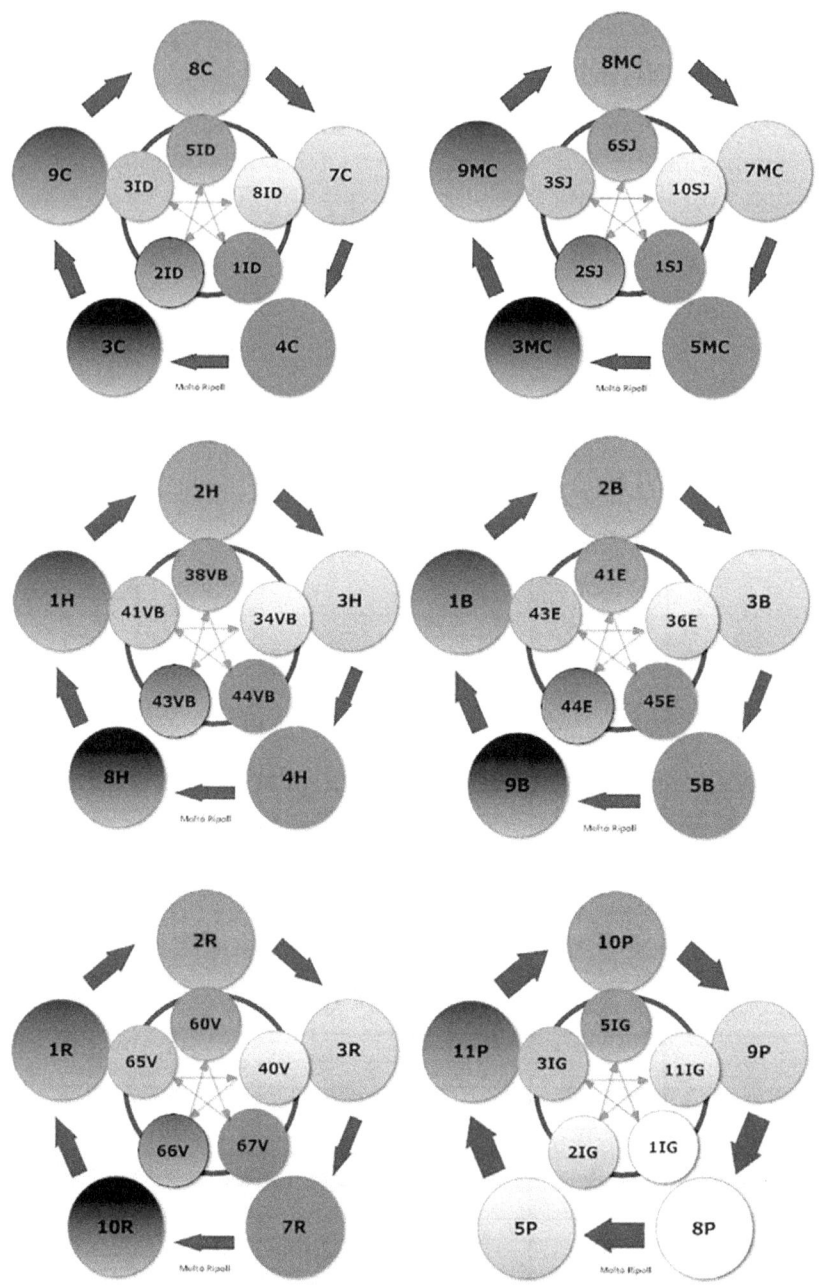

Si volvemos al caso anterior, decíamos que la emoción era el miedo. Entonces tenemos que poner los puntos de la fase Agua, y siempre utilizaremos los de la familia Yin. Primero, la fase que está en desarmonía es el Agua. Por lo tanto, tenemos que poner el ciclo energético de la misma.

Razonamiento de la técnica:

El punto que regula en este caso es el 10R. ¿Por qué la fase Agua? Porque en esta fase es donde se encuentra la emoción del miedo y es justo esta emoción la que el sueño nos está pidiendo que regulemos, independientemente del síndrome que el sujeto sufra. ¿Por qué el 10 de Riñón? Utilizamos siempre el punto que armoniza. Ya que el 1R, dispersa y el 7R tonifica, entendemos que el 10R ayuda armonizar esta fase por ser adaptógeno, pues no entendemos el mecanismo psicológico por el cual el sujeto está descargando esta emoción, no sabemos si es por exceso o por insuficiencia. Por tanto, elegimos un punto adaptógeno.

Esta lógica es la que aplicamos a todas las emociones, es decir, en caso de tristeza, pondremos la fase Metal y su punto correspondiente.

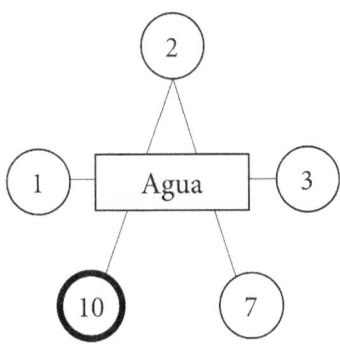

CAPÍTULO 8:
ERRORES COMUNES

En este capítulo solo quiero denunciar ciertas situaciones que creo que son muy dañinas para el Shen.

8.1 El insomnio.

Si dormir es tan importante, ¿qué pasa con los sujetos que sufren de insomnio? En su mayoría no son tratados con MC, sino que recurren a fármacos. Antes de continuar, quiero puntualizar que esto no es una crítica a la medicación: la medicación es importante e indispensable cuando las circunstancias lo requieren, pero hay veces en que la praxis no es todo lo adecuada que debería. Los datos que a continuación desvelo son los que estudié en la Facultad de Psicología en la asignatura de Biopsicología y más concretamente en el *Manual de Biopsicología* de John P. J. Pinel; repito, siendo este libro recomendado como materia de estudios, esto lo comento para que no crea el lector que propongo planteamientos radicales o que busco polémica. **Cuando el fármaco es necesario y no hay otra solución se debe de prescribir, pero cuando no lo es, a veces es peor el remedio que la enfermedad.** Mal utilizados, los fármacos pueden hacer daño a nuestro Shen, y creo que ser consciente de ello es de vital importancia sobre todo en una sociedad donde las alteraciones mentales van en aumento, contrastando con los grandes avances de la ciencia en estos campos, ¿no es *curioso*?

«Las Benzodiacepinas (BZD) han mostrado tener menos efectos secundarios que los barbitúricos, ser relativamente seguras en sobredosis y tener menos riesgo de dependencia. Así, estos fármacos se convirtieron en los psicotrópicos más ampliamente usados en todo el mundo. Sin embargo, en los últimos años las asociaciones públicas han expresado su preocupación sobre la posible prescripción excesiva de estos fármacos (*Public Citizen Health Research Group*, 1987) y los psiquiatras, a su vez, vienen advirtiendo sobre la capacidad de estos fármacos, sobre todo algunos de potencia alta y vida media corta, para producir efectos secundarios graves, así como producir dependencia farmacológica (Ashton, 1984; Herman, 1988; Peet y Moonie, 1977; Ramster et al., 1987). Después de esto, si bien ha disminuido el número de prescripciones para el uso a corto plazo de la ansiedad, su amplio uso en el tratamiento a largo plazo del insomnio continúa, y sigue siendo uno de los grupos farmacológicos más prescritos».[xv]

En un trabajo que trata de los sueños, creo por lo tanto necesario hablar de las drogas que pueden perjudicarlo. Si mi teoría es correcta, el sueño equilibra el Shen y el Shen es la esencia del ser humano. Por ello, todo lo que pueda incidir negativamente sobre él tiene que ser seriamente estudiado y tenido en cuenta, ya que actúa directamente sobre la esencia de lo humano.

Empecemos por uno de los fármacos que más daño hacen a nuestro Shen: las benzodiacepinas. Estas en principio fueron creadas para tratar la ansiedad, pero los investigadores se dieron cuenta pronto de que a corto plazo poseían un efecto hipnótico potente. Solo a corto plazo, ya que producen somnolencia, hacen que se concilie el sueño de una manera más rápida, etc. pero como dice Pinel:

«Aunque las benzodiacepinas pueden ser buenos remedios hipnóticos a corto plazo, no está aconsejada su prescripción para el tratamiento de dificultades crónicas para conciliar el sueño. Aun así, se prescriben muy a menudo con este propósito, sobre todo por los médicos de cabecera».

Además también comenta en el apartado *trastornos del sueño* que:

«[…]muchos casos de insomnio son iatrogénicos, esto es, provocados por el médico. Paradójicamente, las pastillas para dormir (p. Ej. benzodiacepinas) prescritas por médicos bienintencionados son una causa importante de insomnio».

Estas producen varios efectos secundarios, pero el que más nos interesa a nosotros es el que afecta al sueño REM, aumenta el estadio dos del sueño y disminuye el estadio cuatro (gran Yin) y, como decíamos, reduce el sueño REM. Por lo tanto, si todo lo que hemos dicho antes es cierto, al ser inhibido el sueño REM, también será inhibida su función estabilizadora del Shen (la descarga fisiológica). Así pues, entiendo que los sujetos que toman estos fármacos entran en un peligroso círculo cerrado. Las benzodiacepinas, al igual que los fármacos que más abajo describiremos, bloquean la función del San Jiao inferior.

Si las benzodiacepinas se dan para tratar la ansiedad pero bloquean el sueño REM, que por otro lado teóricamente es la forma fisiológica de nuestro Shen para regularse a sí mismo, lo que hacemos es interferir en le regulación endógena, suplementándola por drogas exógenas y perpetuando al sujeto a la necesidad de estas sustancias de forma crónica. Creo que es importante que lo tengamos en cuenta, sobre todo nosotros los terapeutas, que trabajamos con lo más sutil de la naturaleza humana.

8.2 Depresión.

Pasemos ahora a otros fármacos, ya que estos pueden llegar a inhibir el sueño REM de forma aún más virulenta. En este aparatado estarían las anfetaminas, la cocaína y los antidepresivos tricíclicos. Es evidente que un sujeto que tome anfetaminas y cocaína, ya de por sí puede tener algún posible trastorno, pero lo que más preocupa es el sujeto que toma antidepresivos tricíclicos de prescripción crónica, que actúan sobre él por la misma vía que los anteriores. No hace falta señalar que los otros (anfetaminas, cocaína, etc.) además de este daño producen otras lesiones no menos desdeñables, pero ese no es el tema que nos interesa ahora. Estas sustancias aumentan las catecolaminas, en especial la epinefrina y la dopamina, y como dice Pinel:

«El uso de estimulantes en el tratamiento de la somnolencia crónica excesiva es muy arriesgado, la mayoría crean una fuerte adicción y producen una gran variedad de efectos secundarios, como pérdida de apetito. Además, a no ser que los estimulantes se suministren en el momento justo y a una dosis exacta, existe el peligro de que interfieran en el sueño normal».

En el caso de las depresiones se puede recurrir a este fármaco de forma crónica, y si este fármaco no deja que se entre en la fase REM las depresiones se hacen eternas, ya que no dejan al REM regular el Shen. No quiero decir que el sueño REM sea la panacea, solo que su modesta función queda anulada y en vez de ayudar, eso no ocurre. Por ello, el tratamiento en Psiconeuroacupuntura para los trastornos de las emociones es el más indicado, ante todo por ser antitóxico.

8.3 Conclusiones.

El soñar es necesario para estabilizar nuestro Shen, y el contenido emocional de los sueños nos puede guiar a la hora de interpretar las alteraciones del mismo.

Es posible que la emoción que experimentamos en el sueño sea una válvula de escape del Qi alterado de una fase, por ejemplo: si tenemos muy excitada la fase del corazón como causa de un fuerte enamoramiento y tenemos un exceso de ese sentimiento, o en otro caso, como podría suceder si tuviéramos que hablar en público en un próximo congreso, el sueño puede estar cargado de la emoción de miedo, y como válvula de escape, lo que hace el sueño es sentir esas emociones para descongestionarlas. Como decimos, esto coincide con la teoría china que sostiene que el Shen, si está tranquilo no sueña, o mejor dicho, no nos molestan los sueños; es como un sueño silencioso.

Las benzodiacepinas y antidepresivos tricíclicos inhiben este importantísimo proceso, ya que nuestros sueños pueden repetir e incluso mejorar nuestras acciones reales para poderlas aprovechar de manera efectiva.

Cualquier científico puede preguntarse: ¿El sueño tiene que dejar unas huellas estructurales en el cerebro, como pasa cuando aprendemos algo? En 1975, el neurofisiólogo francés Michael Jouvet propuso la teoría de los sueños que denominó *dormir paradójico*. Sostenía que los sueños liberan programas genéticos que sirven para reorganizar el cerebro. Su extensa investigación con gatos le valió para refutar su teoría. Si el lector está interesado, le recomiendo la lectura de la obra *Dreams and the growth of personality*, de Ernest Lawrence Rossi, New York, Brunner, Marzel (1985), donde se trata este tema entre las páginas 203 a la 206.

Y por último:

En este trabajo, como se ha podido comprobar, no hablo del sueño como acto fisiológico, ya que como comprenderá el lector, estamos centrándonos en el Shen y en el contenido onírico de la fase REM, no en el contenido onírico en otras fases.

Ya sabemos que aparte de actuar al nivel que estamos describiendo aquí, el dormir de forma profunda hace que el Jing adquirido se almacene. Por ello el dormir es tan importante, pero esto se hace en el Estadio 3 y 4, donde domina el Gran Yin y el Shen tiene más relación con la Fase REM.

La recuperación del Jing se realiza, pues, en los estadios 3º y 4º.

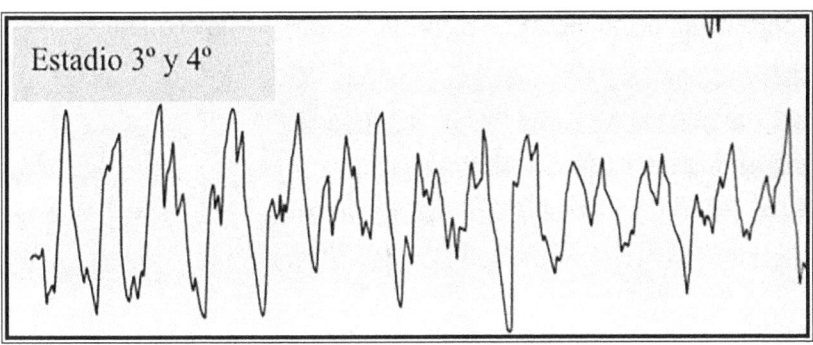

Una reflexión:

«Solo se podrá lograr si muchos hombres, y no solo un puñado, son capaces de hacer frente a sus conflictos éticos, personales y sociales y están dispuestos a salirse valientemente del paso. Esto implica tener el coraje y la integridad necesarios para dejar de librar batallas en falsos frentes y de encontrar soluciones para problemas vicarios, por ejemplo, luchar contra la acidez estomacal y la fatiga crónica en vez de enfrentar un conflicto conyugal».

Este párrafo, extraído del libro *Ideología y enfermedad mental,* es sumamente revelador. Creo que es sumamente importante que reflexionemos sobre lo que estamos haciendo con los medicamentos, ya que por el poder económico de unos pocos estamos destruyendo el Shen de muchos. Después de estudiar medicina china, hice un postgrado de neuropsicología en la facultad de Barcelona para estudiar los desórdenes propios del cerebro, y créanme cuando les digo que son una minoría con respecto a los desórdenes emocionales que azotan a la humanidad en general.

La farmacología es necesaria, no lo dudo, en una lesión o alteración propia de la estructura cerebral, por ejemplo en el parkinson o la esquizofrenia. Pero para los problemas de la vida es mejor otro tipo de enfoques. Creo que el sueño es un arma que tiene nuestro Shen para intentar liberar todas esas emociones negativas que el individuo no puede vencer.

Ustedes pueden pensar que la crítica es sencilla, es verdad, lo reconozco, pero este tratado da una ayuda para reforzar cualquier enfoque centrado en el individuo y sus consecuencias, no en la química.

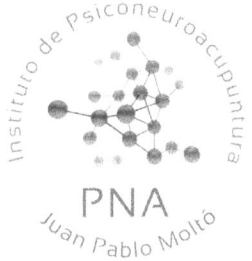

APÉNDICES

Apéndice A: El Qi Nocturno.

El término de Qi Nocturno es propio de este trabajo, no se encontrará en otros manuales de medicina china, pero la verdad es que después de estudiar los posibles Qi existentes en la medicina china convencional no supe encontrar un Qi que explicase este fenómeno en concreto.

Expliquemos primero los diferentes Qi de la MC.

Entendemos pues que el Qi es la esencia que mantiene las actividades vitales, sean estas las que sean. Antes mencionar que existen dos Qis ajenos al cuerpo físico, uno el Qi limpio, y otro el Qi esencial.

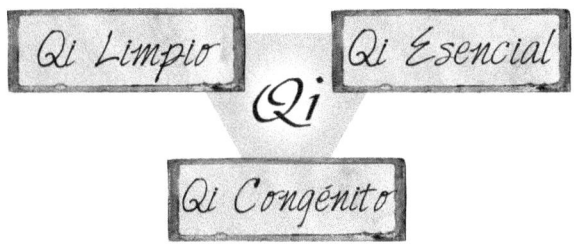

El Qi limpio viene del aire inhalado por los pulmones. El Qi esencial viene de los alimentos del estómago y bazo. Y existe también un Qi propio del cuerpo humano, el Qi congénito, heredado de nuestros progenitores. Estos tres Qis son la base del Ser humano.

Como vemos en el dibujo anterior, estos son los tres Qis básicos del ser humano, pues somos la concentración de los mismos: el Qi del Cielo, el de la Tierra y el de nuestros progenitores.

Con respecto a las funciones, tenemos:

Función de promoción: en esta función encontramos el desarrollo y el crecimiento. Las funciones de todo el organismo dependen de este Qi, que dirige toda la creación corpórea. Esta función del Qi es similar en ciertos aspectos a algunos conceptos de los filósofos griegos, sobre todo a la causalidad de Aristóteles, que distinguía cuatro tipos de causas:

Material.

Eficiente.

Formal.

Final.

Por ejemplo, pensemos en un saltamontes. La causa material es el saltamontes, es precisamente la materia por la que operan las demás causas. En la causa del saltamontes, la causa material sería el suelo, los alimentos, el sol, etc. que constituyen su sustancia, es decir, nuestros tres Qis de antes (limpio, esencial y congénito). La causa eficiente es cierta acción que permite que el saltamontes se desarrolle y crezca, como vemos esta sería la Función de este Qi.

Función de calentamiento: es la fuente de calor del cuerpo. El Yang es calor. El Qi se considera Yang.

Función de defensa: sería algo similar al sistema inmunológico del concepto occidental, aunque difiere en muchos aspectos.

Función de consolidación: mantiene los líquidos y las sustancias en su sitio.

Función de transformación: este concepto sería el que hace referencia al metabolismo orgánico tal y como lo conocemos en fisiología humana.

Podemos observar que no hay ninguna función relacionada con el sueño, no se relaciona nada con la parte de trasformación del ciclo Yin-Yang/Vigilia-Sueño. Por ello surge la necesidad de añadir otro Qi, **el Qi Nocturno**, y su función:

Función de Qi Nocturno: Consolidar el proceso del sueño y el mantenimiento del mismo para generar más Jing y regular el Shen o lo mental.

Apéndice B: La Psiconeuroacupuntura.

La Psiconeuroacupuntura[xvi]. Nuevo paradigma de lo mental, un puente entre oriente y occidente.

A lo largo de los últimos años son muchos los esfuerzos que están realizándose por establecer vínculos entre la medicina tradicional china y las diferentes ciencias occidentales de la salud. Un encuentro entre dos paradigmas distintos que, sin embargo, están demostrando ser capaces de actuar unidos a fin de poder beneficiar a nuestros pacientes, siendo estas dos miradas complementarias y enriquecedoras.

La Psiconeuroacupuntura conjuga las neurociencias y varios estilos de psicoterapia con la medicina tradicional china para lograr una técnica que integra los tres aspectos fundamentales de la realidad humana: por un lado lo físico, por otro lo psicológico, y por último y olvidado en occidente, lo energético. Esta visión completa de lo que es el ser humano hace de esta técnica una revolución intelectual.

Maticemos que cuando la PNA habla de lo energético, lo hace siendo consciente de lo subjetivo del término; es el motivo de la gran labor de investigación que se realiza a la hora de trasladar este concepto al método científico. Apostamos por un método seguro que no se base en ideas ambiguas. Para ello la Psiconeuroacupuntura se sumerge en el estudio científico de todas sus teorías, siendo la física cuántica su apoyo y la filosofía cibernética su sustento. A partir de la seriedad y el rigor, construye un pensamiento apostando por un modelo actual que no desecha lo antiguo (medicina tradicional china) e integra lo moderno (visión neurocientífica).

Históricamente en occidente se disoció el cuerpo de la mente, creando un gran perjuicio al sujeto. Esta disociación se está corrigiendo gracias a la visión de la nueva medicina psicosomática. Esta grave equivocación nunca tuvo cabida en el modelo oriental, para la Psiconeuroacupuntura y la medicina china nunca ha existido esta división entre el cuerpo y la mente. Pero si esto ha sido un lastre para nuestra cultura occidental, aún existe otro punto negro coexiste en occidente, otra disociación, esta vez causada por la ignorancia científica: el aspecto energético. La PNA integra estas tres disociaciones en un cuerpo epistemológico completo. Relaciona la mente humana, las emociones, los rasgos y las funciones cognitivas con nuestro sistema orgánico, energético y neurológico. Este sistema de terapia es una técnica moderna que tiene aplicación en la evaluación y tratamiento de alteraciones mentales, emocionales y psicosomáticas, siendo en estas últimas donde promete un gran adelanto, y en ningún caso entra en competencia con la medicación o el tratamiento psicológico que esté recibiendo el paciente por parte de otro profesional, pues aborda el conflicto desde otra perspectiva que suma esfuerzos, como muchos profesionales corroboran.

Sin embargo, cuando hablamos de aplicaciones diagnósticas y tratamientos, nos referimos por supuesto a la evaluación y tratamiento propio de la medicina china (observación, palpación, interrogatorio, escucha y diferenciación de patrones), no debemos confundirlo con las artes de la medicina y psicología occidental. Aunque utilicemos sus adelantos científicos, no usamos sus terapias y sus diagnósticos, pues estos son competencia del profesional cualificado. Si bien es verdad que la Psiconeuroacupuntura suele ser aplicada por profesionales de la salud (psiquiatras, psicólogos o acupuntores, etc.) , cada uno utiliza su saber y lo suma al que le ofrece la PNA.

La PNA es una terapia relativamente rápida, hoy en día se está trabajando en la casuística del sistema con resultados muy prometedores. Pensamos que su efectividad se debe a que aborda el sufrimiento humano desde dos perspectivas a la vez. Es decir, por norma general la mayoría de las psicoterapias se basan en un abordaje desde arriba hacia abajo, a saber, desde la razón al sentimiento. Intentan racionalizar el conflicto, describir qué está sucediendo, esperando que el paciente modifique su conducta. Muchas veces esto no sucede porque, aunque entendamos qué nos pasa, no podemos cambiar nuestra conducta, pues no es lo mismo saber que sentir. Seguro que usted ha experimentado la exasperante situación de racionalizar la conducta de un compañero y después de sermonearle, atendiendo a su demanda de consejo, comprobar que vuelve a repetir la conducta aun consciente de que no es correcta o beneficiosa para él. ¿Por qué sucede esto? ¿Será que a los seres humanos nos gusta sufrir por naturaleza?

Es justo en este punto donde la PNA interviene en el sentimiento, y a través de la inserción de agujas de acupuntura en determinados lugares (marcadores somáticos), consigue que nuestro paciente se encuentre sintiendo a la vez que se le está aplicando la terapia verbal, integrando sensación, emoción, y comprensión del conflicto.

Esta científicamente demostrado que la acupuntura actúa sobre las emociones, pues estas se sienten en el cuerpo, aunque se procesen en el cerebro, y es en el cuerpo donde la acupuntura actúa de forma magistral, no en vano lleva más de 5000 años siendo utilizada por millones de personas. Estos son hechos que el modelo científico hoy por hoy debe reconocer. Por no hablar del modelo histórico…, sugiero a aquellos que piensen que la acupuntura es un placebo, que comprueben si existe placebo que se siga utilizando con éxito en cualquier sociedad durante más de 5000 años.

Por tanto la acupuntura trabaja de abajo hacia arriba, desde la sensación a la razón, así como la PNA, que la conjuga con la terapia verbal agilizando así el proceso de recuperación del paciente. Con esta técnica el paciente percibe el proceso de mejoría semana a semana.

La PNA utiliza una serie de puntos corporales determinados, a través de una estimulación con agujas o imanes (para aquellos que no puedan o quieran pinchar). Para saber utilizar la puntología adecuada, el psicoacupuntor debe formarse debidamente, pues es una técnica que precisa conocimientos amplios que se suman a un procedimiento de psicoterapia concreto para cada trastorno. Los psiconeuroacupuntores usamos cinco estrategias terapéuticas, basadas todas ellas en la mezcla entre lo oriental y lo occidental a fin de aplicar un tratamiento integral al paciente, priorizando el aspecto emocional, que pese a los avances de nuestros días, aún es un campo bastante descuidado. Por otro lado, sabemos que el ser humano no es un ser aislado de su entorno, de hecho muchos conflictos tienen que ver con el entorno y en cómo el paciente se relaciona con él. Es pues de vital importancia una visión completa, pues el ser humano es un compendio entre su entorno y su cuerpo, entendiendo cuerpo como mente, emociones, rasgos, etc… y su energía, que sería el agente que aglutina a todo este organismo en un todo.

La pregunta que plantean muchos interesados en la técnica sería: ¿Cómo se lleva a cabo una sesión en PNA?

En PNA tenemos un protocolo específico. Después de un buen estudio, tanto energético y físico como emocional, el terapeuta procede a la terapia de la siguiente forma: el paciente se tumba en la camilla tradicional y se le insertan las agujas siguiendo un protocolo determinado, pues el objetivo es la recuperación psicoemocional. El terapeuta se sitúa cómodamente delante del paciente y se procede a la terapia verbal elegida, mientras las agujas están insertadas.

Hay ciertas excepciones a este protocolo, por ejemplo, cuando aplicamos la terapia San Jiao. Esta terapia perteneciente al elemento Fuego es muy específica y busca unos fines propios. ¿Se ha preguntado alguna vez por qué ciertos pacientes no mejoran con los tratamientos clásicos que han demostrado su eficacia en otros pacientes, o por qué hay pacientes que mejoran de un dolor o una molestia después de un cambio de actitud? La terapia San Jiao nos ayuda a entender el cuerpo y los síntomas de un modo totalmente diferente a los enfoques clásicos. Nos abre a la posibilidad de entrar en el misterioso lenguaje del cuerpo humano. Resulta un viaje fabuloso a través de los instintos, las emociones, la razón y por último la energía.

«No es lo mismo saber que sentir». (J. P. Moltó)

En los últimos tiempos nos enfrentamos a dolores que no mejoran con los métodos tradicionales de terapia, a saber: masaje, osteopatía, fisioterapia, etc. ¿A qué es debido? Posiblemente al cambio social acontecido en nuestros tiempos. Sabemos que el estilo de vida ha cambiado radicalmente desde nuestros padres a nosotros, por no mencionar a nuestros abuelos. Antes la gente se quejaba de dolor de espalda por molestias puramente físicas, ya que su trabajo era en su totalidad manual y por lo tanto físico. Hoy en día nos encontramos con un sinfín de síntomas a los que no podemos atribuir una etiología definida, y este hecho nos hace errar en su tratamiento. ¿Por qué no mejoran los dolores que antes mejoraban con terapias manuales? La respuesta es compleja, pero sin embargo fácil de entender: porque su origen no es el mismo, es emocional y debido a factores estresantes.

La terapia San Jiao puede ayudarnos a responder a la pregunta de si esa dolencia o mal funcionamiento es físico o «psicológico» a través de una técnica que combina la relajación profunda y la conciencia corporal, que el terapeuta aplica a su cliente de forma rápida y efectiva. Con esta técnica conoceremos al momento e *in situ*, si ese dolor tiene un origen físico o mental. Si resulta ser físico, el tratamiento será el tradicional, pero si es mental, la terapia San Jiao despliega una forma de tratamiento innovadora, donde a través de técnicas de conciencia plena, ayudamos al cliente a que entienda por qué le duele esa zona anatómica, por qué se siente mal, o por qué nota esas molestias.

El cuerpo nos habla, y a partir de ese lenguaje surge una terapia verdadera y profunda, que nos ayuda a conectar con el cuerpo y a verlo de una forma distinta. Esta terapia es ante todo corporal, y bien usada no produce efectos secundarios.

Por todo lo expuesto, es necesaria e importantísima para todos aquellos terapeutas que están familiarizados con el tratamiento de las molestias dolorosas y psicosomáticas. Resulta muy útil para fisioterapeutas, osteópatas, masajistas, e incluso psicólogos que trabajen las psicoterapias corporales.

Para nosotros la enfermedad no existe como se entiende en occidente, es más bien un lenguaje corporal: el cuerpo nos habla mediante un diálogo que se expresa a través de síntomas y signos. A través de estos, llegamos al entendimiento del por qué se manifiestan. Ocurre justo al contrario con otras técnicas, que atribuyen al síntoma una causa. Hoy en día podremos encontrar mil terapias que nos dicen algo así como: «si tienes un problema en la rodilla es por (…)», «si tienes un problema en el pecho será por (…)». El psiconeuroacupuntor entiende que si tienes un problema (síntoma o signo) en el pecho, lo que tiene que hacer es aplicar una técnica especial para contactar con ese conflicto y que el propio cuerpo nos diga qué está sucediendo. Pensamos que es una falta de respeto para el paciente, y también hacia el propio terapeuta, aventurarse a interpretar de forma subjetiva o bien consultar en un almanaque la causa del signo o síntoma. Cada individuo es único, vive y siente de una manera determinada y atribuye a los objetos, personas y circunstancias, sensaciones y emociones muy propias.

Para esta comprobación, nos basamos en datos estadísticos y estudios rigurosos, no en conjeturas o ideas preconcebidas. Por ejemplo, hemos llevado a cabo experiencias con pacientes atribuyéndole a ciertas partes del cuerpo conflictos emocionales sin confirmación. En concreto, actuamos sobre quince casos de cáncer de pecho izquierdo; a cinco de las pacientes les sugerimos que la causa estaba relacionada con un conflicto con su hijo y tales pacientes confirmaron el conflicto.

Para las otras cinco se relacionó la patología con un conflicto de pareja que atentamente confirmaron. ¿Quién no tiene conflictos con hijos y pareja? En realidad, atribuir experiencias a los órganos no tiene rigor ni base científica. Sin embargo, al estudiar el síntoma desde la perspectiva de la PNA, observamos que el paciente atribuye a sus síntomas causas dependientes de traumas propios por procesar, dado que el síntoma corresponde a conflictos inconscientes.

En resumen: si usted tiene un dolor en la zona cervical, no afirmamos que esto sea debido a tal o cual conflicto con x si lo siente usted en el lado derecho o con y si se localiza en el izquierdo, ¿quiénes somos nosotros para atribuir voz al síntoma? Más bien lo que hacemos es poner al paciente en contacto con su cuerpo, y que él descubra el por qué de su dolor, intentando intervenir lo mínimo posible en el proceso.

Cuando el propio paciente contacta con el síntoma o signo a través de un proceso específico (que se estudia y se analiza en profundidad en la formación), y desde esas sensaciones psicocorporales propias (de abajo a arriba) llega a las imágenes y a la racionalización del conflicto, hemos conseguido que el paciente integre el conflicto. Esto es un trabajo duro y necesita de una instrucción por parte del terapeuta muy profunda, para guiar al paciente a través de sus sensaciones corporales. El terapeuta tiene que saber manejar muy bien todo el material emocional que surja en la sesión.

La Psiconeuroacupuntura se ha constituido desde hace ya unos años como terapia, y se ha creado una formación específica para adaptar al profesional a su técnica terapéutica. Esta formación satisface tanto a profesionales de la salud como a los acupuntores, ya que a los primeros les cautivó conocer los constructos de la mente desde el paradigma de la medicina tradicional china; la integración del contexto energético en el aspecto mental del ser humano. Y a los profesionales de la medicina china les ofreció una visión amplia y ciertamente práctica de las ciencias modernas que tratan la mente, y cómo podían utilizarse estos conocimientos en el contexto terapéutico de la medicina tradicional china.

También los médicos y psiconeuroinmunoendócrinologos utilizan esta ciencia para ampliar sus conocimientos, entrando en el campo de la fisiología china.

Sin duda estamos ante una disciplina que conjuga a la perfección el trabajo sobre el soma y su conexión directa e ineludible con la mente (Shen), contemplando al mismo tiempo el equilibrio energético del sujeto, tan olvidado en occidente, y que completa el trígono a estudiar para asegurar la normalización del conflicto. Los que aplicamos la Psiconeuroacupuntura comprendemos al ser que sufre como un todo indisociable, y disponemos de las armas adecuadas para guiar al individuo hacia su normalización, evitando siempre el juicio subjetivo.

Apéndice C: Puntos Shu Antiguos.

Puntos Ho

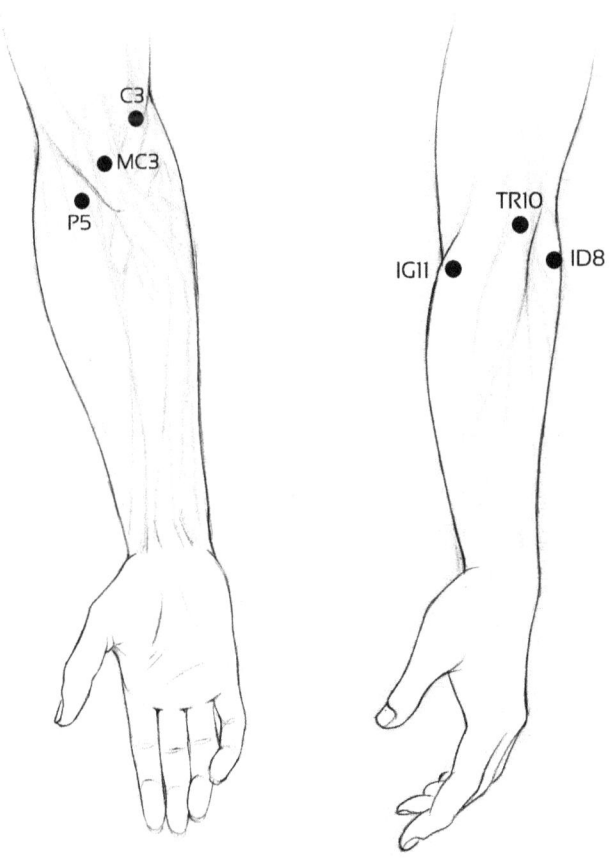

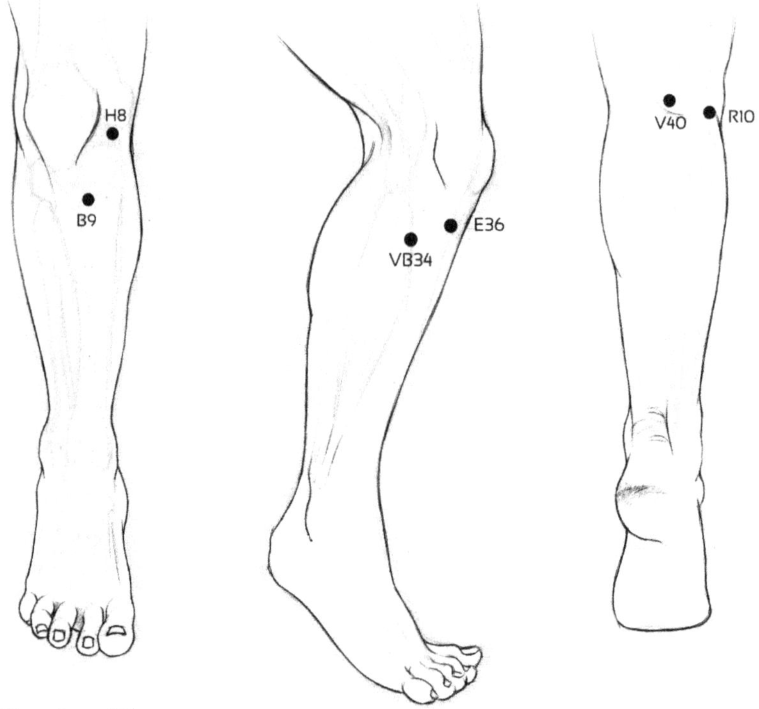

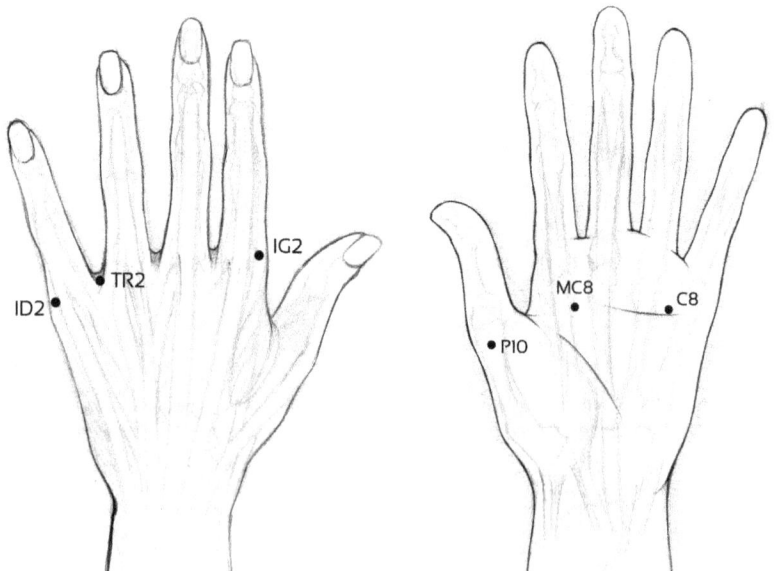

Puntos King

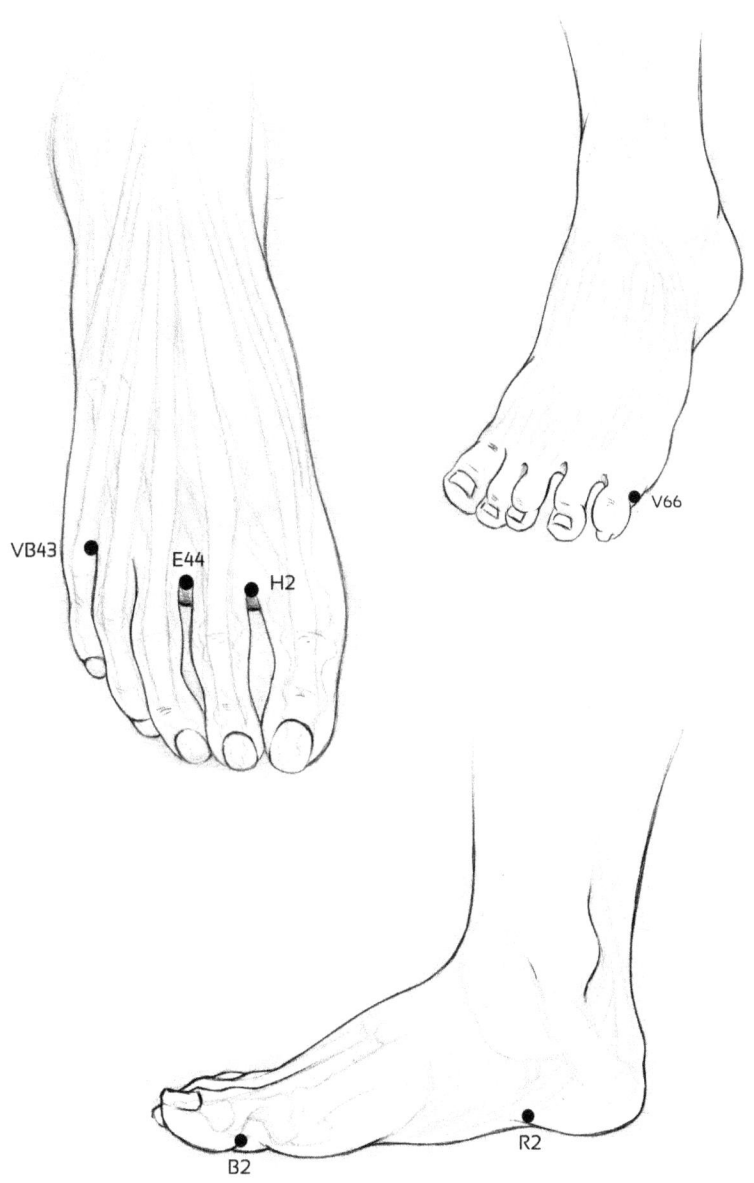

Puntos Iu

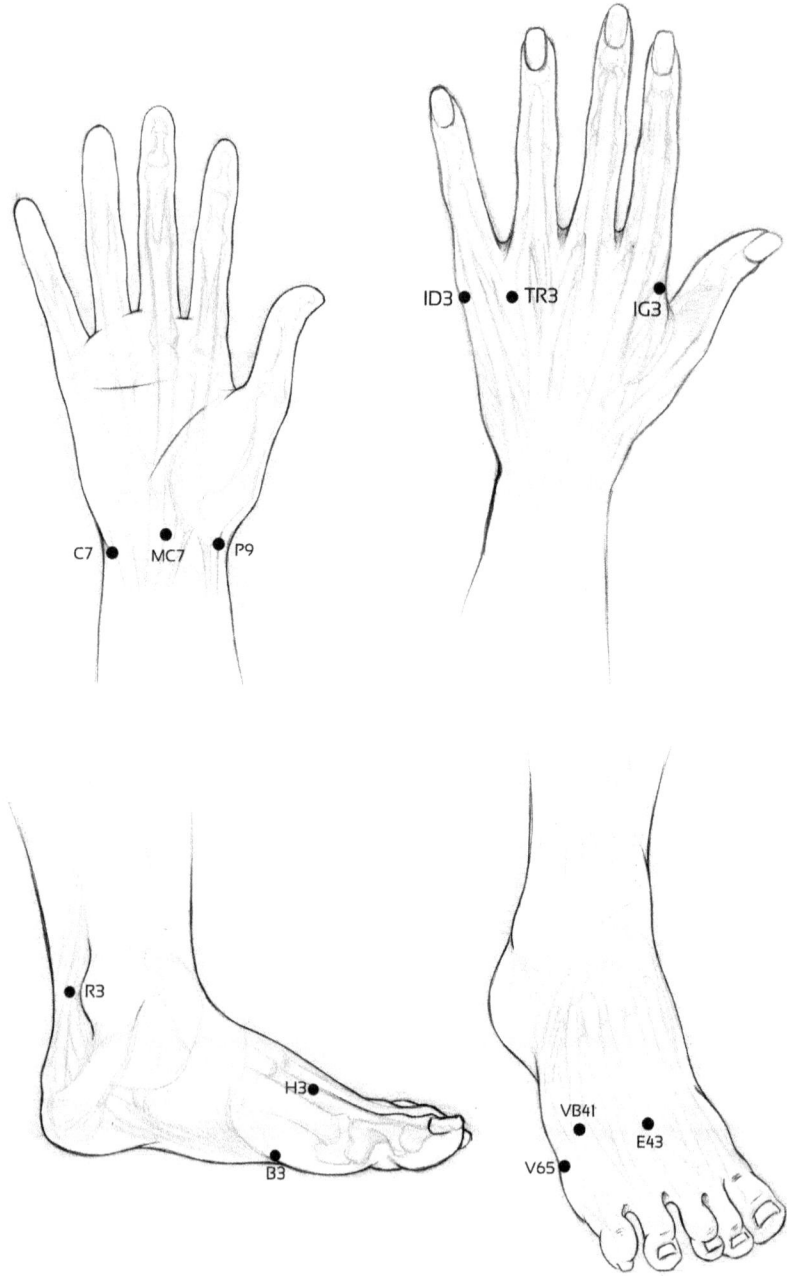

Puntos long

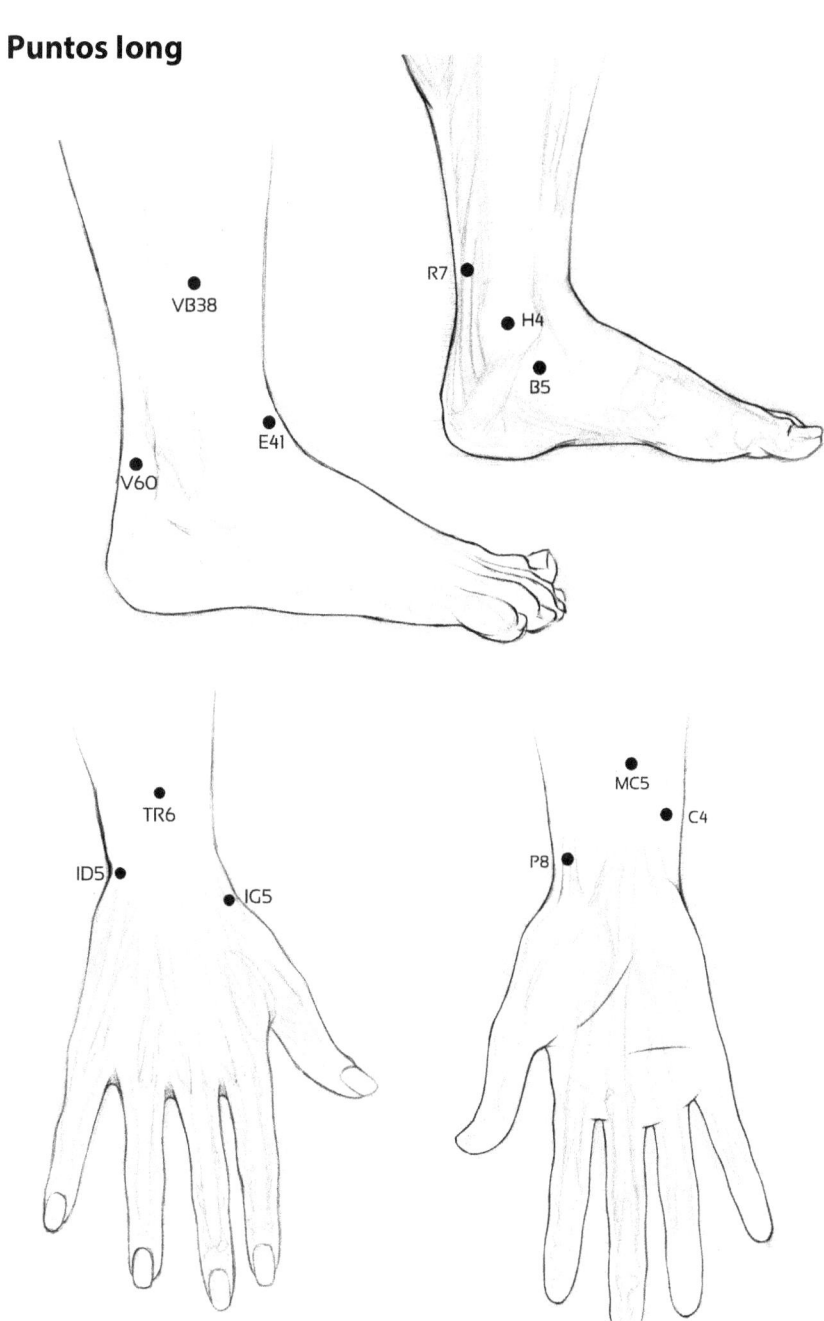

Puntos Ting

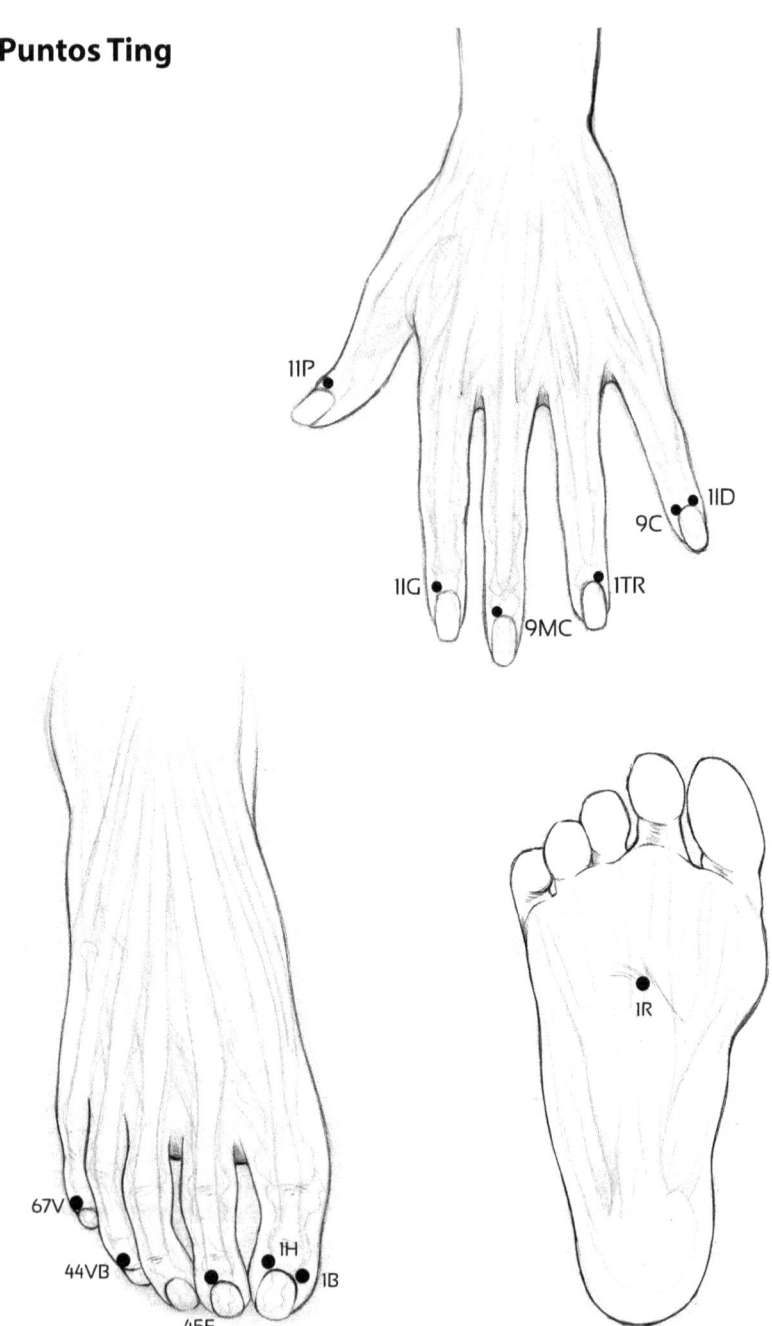

NOTAS

i   Ling Shu. *Canon del Emperador Amarillo*, editorial Dilema.

ii   Jesús Boix. *El gran diccionario de los 1000 sueños*, Editorial Servilibro.

iii Nicholas Humphrey, *Consciouness Regained*, Oxford University Press.

iv Wilhem Reich, (1950). *La Función del orgasmo.*

v   McCarley. (1998). *Dreams: disguise of forbidden wishes or transparent reflection of a distinct brain state?.* New York Academy Science.

vi R. Stickgold y J.M Ellenbogen, *Actividad cerebral durante los sueños*, Artículo Mente y cerebro Nº41 (2010).

vii R. Stickgold *et al. Visual discrimination learling requires sleep after training, Nature Neuroscience*, vol 3 (2000).

viii Moltó Ripoll, J.P. *Introducción a la PNA*, tomos I y II. Ediciones Dilema (2005).

ix *El pequeño Laurosse*. Diccionario enciclopédico (2000).

x   Lucas Raspall. *La tercera cosa: Neurociencias y Psicoterapia*. UNR (2009).

xi J. LeDoux: *Das Netz der Gefühle. Wie emotionen entstehen*, Múnich (2001).

xii A. Zinck: *Classifyng emotion*, Syntehese, vol 161. Nº1, (2008).

xiii Albert Newen, Alexandra Zinck: *Somos lo que sentimos, Mente y cerebro.* Nº34, (2009).

xiv Zhou Xue-sheng, *Fundamentos* People´sMedical Publishing House (2010).

xv Micó J.A., Rojas O., Gibert-Rahola J., Dpto. de Neurociencias. Unidad de Neuropsicofarmacología. Facultad de Medicina. Universidad de Cádiz.

xvi Crespo, Yasmina. *Nuevo paradigma de lo mental*, Revista vol I. Medicina China Avanzada y Psiconeuroacupuntura (2013). www.psiconeuroacupuntura.com

Bibliografía:

- Wang Hongtu, *Canon de la medicina interna de Huang Di* (1999), editorial Nuevo Mundo.

- Ted J. Kaptchuck, *Una trama sin tejedor* (1995), Libros de la Liebre de Marzo.

- E. Wood, *Diccionario ZEN*, (1980) Editorial Paidós Orientalia.

- Koryo Soji Chim, *Manopuntura coreana*, *Tae-woo yoo* (1996) F.E.A.A.M.

- Primer congreso internacional de MTC, enseñanza y fitoterapia (1993) Facultad de Medicina Tradicional China de Pekín.

- C. Skolpalik, F. Marmori. *Curso de medicina tradicional china*, tomo I (1993), Edita: Escuela Superior de Medicina Tradicional China.

- C. Skolpalik, F. Marmori. *Curso de medicina tradicional china*, tomo II (1993), Edita: Escuela Superior de Medicina Tradicional China.

- C. Skolpalik, F. Marmori. *Curso de medicina tradicional china*, tomo III (1993), Edita: Escuela Superior de Medicina Tradicional China.

- VV.AA., *Medicina interna* (1997), Fundación europea de Medicina Tradicional China.

- *Clásico interno del emperador amarillo, Preguntas sencillas*, Huang-di Nei-jing Su-we, Beijing (1963), Ediciones Del Pueblo.

- A. Chamfrautl & Nghuyen Van Nghi, *Traitè de Médicine chinoise* (1964) Editions Coquemard-Angoulème.

- Nicholas Humphrey, *Consciouness Regained* (1984), Oxford, Oxford University Press.

- Abernethy D.R., Greenblatt D.J., Shader R.I. *Treatment of diazepam withdrawal syndrome with propranolol*. Ann Intern Med 94: 354-355 (1981).

- Abernethy D.R., Greenblatt D.J., Ochs H.R. *et al.*, *Benzodiazepine drug. Drug interactions commonly occuring in clinical practice*. Curr Med Res Opin 8 (suppl 4): 80-93 (1984)

- Angus W.R., Romney D.M. *The effects of diazepam on patients' memory.* J Clin Psychopharmacol 23: 21-23 (1985)

- Adams V.R. *Manual de principios de neurobiología*, México D.F., McGraw-Hill Interamericana, p. 190-1. (2000)

- Horne J. "Variaciones sobre la función del sueño". *Mundo Científico.* (2001) ;226;48-51.

- Imbernon J.J., Barbudo F. *Modelos neurofisiológicos. Trastornos del sueño.* [consultado 1/06/05]. Disponible en: http://www.psicologiaonline. com/ESMUbeda/Libros/Suenos/suenos9.htm

- Klösch G., Kraft U. "Naturaleza de los sueños". *Mente y Cerebro.* (2004), 8:62-8.

- Wilson J. "El significado de los sueños". *Investigación y Ciencia.* (2001), 28(II):80-7.

- Ulrich Kraft, 2008. "Importancia del sueño justo", *Mente y cerebro*, n°28 /2008. pag 74.

Este texto se maquetó utilizando la fuente Myriad Pro 11 pt.

En Valencia y Madrid, Diciembre de 2014

www.ingramcontent.com/pod-product-compliance
Lightning Source LLC
Chambersburg PA
CBHW070903180526
45168CB00005B/1915